心靈過敏

紀雲深 著

你的痛我懂，
讓我們不再孤單地活著

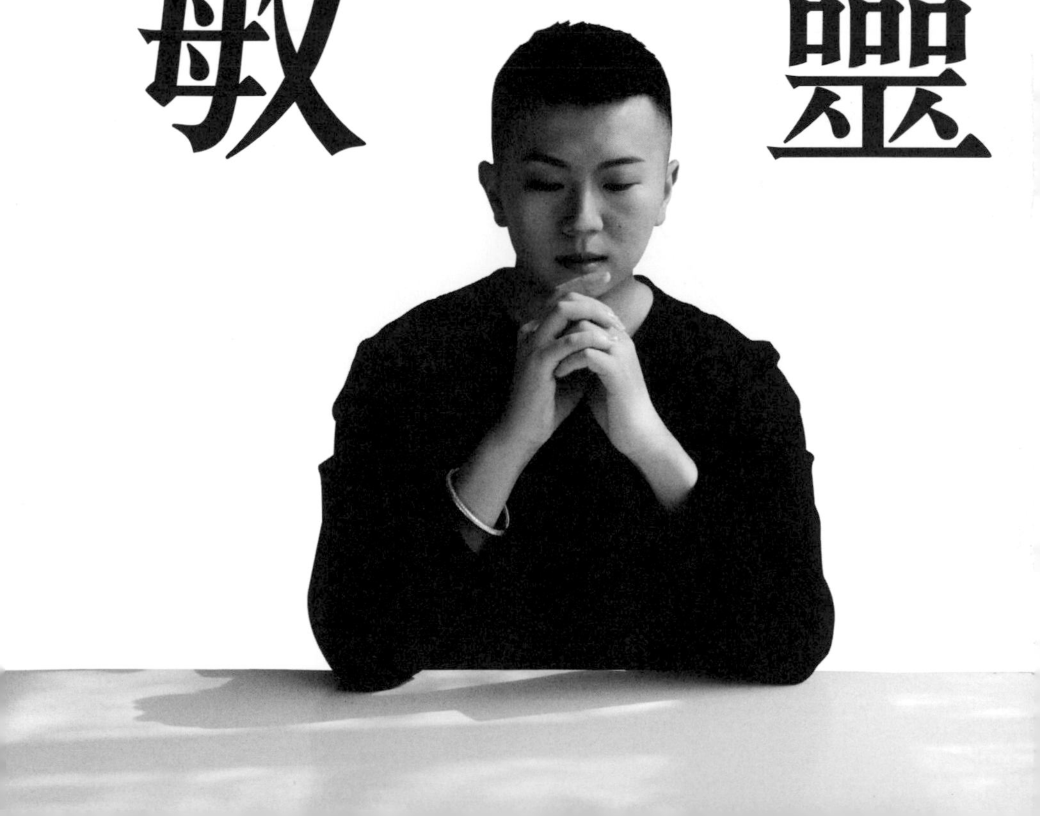

你的心過敏了嗎？

「一生會遇見多少的人，學習愛的過程會遇見的痛苦與幸福，將是我們一生的禮物。」

四季的變化，也會讓心感受到不同的情緒，過敏只是對曾經讓我們的心感到難過不想面對的狀態。

十八歲到現在，我的工作陪伴許多人走過生死，看著生命的開始與結束，心中的變化與體會，很難用文字表達清楚，但這一路上，曾經感到敏感與抗拒，不想再面對送別熟悉的人生命的結束。

「記得我們都愛過」，這是我一路走來不斷告訴自己的，因為愛過，所以才沒有遺憾。

你的心也一樣嗎？

每當我再一次面對離別，從傷痛的感受之中，漸漸蛻變為祝福，每一步走來的學習，也會在這一本書當中，讓大家完整地理解與感受這樣的祝福。

親愛的，對我來說這一本書聚集了非常多的祝福，期待著每一位願意打開這本書的朋

自序

友，能得到這一份祝福。

心靈的過度敏感，讓你不想要再面對的心情，包含著與你相愛的人分離、生死的別離、或是因為生命事件造成的傷痛，只要你願意閱讀，你會明白在這千萬人海之中，還有一本書正在理解著你，用文字深深地愛你。

我們都深深地愛過，所以才有機會遇見這一本書，以及透過這本書，即將會遇見的重新的你。

讓我好好用文字帶領你，說一些故事給你聽，讓你明白不只有你獨自受苦，還有一些人也經歷你曾經的憂傷，也從中走出來，在這裡你會慢慢不再悲傷、不再憂鬱，這一份願景正在給予你祝福。

在文字的背後，有一份很深的祝福等待著你，我也期待若有機會的相遇。

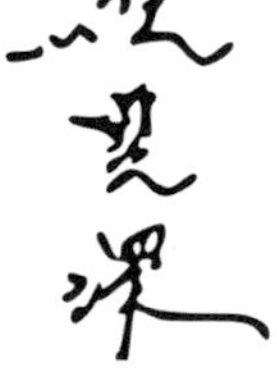

目錄

第一章

回歸生命的自然力量

「如果你願意，身心靈的健康會使你延續年輕的活力，使你重新得到生命的動力。」

心靈原來會過敏

心靈過敏是一種大環境的現象，而大多數的人可能在各種情緒之間徘徊著，隨著情緒的變化，這台「心靈電腦」不斷運轉，直至過熱超載。

我為許多人做過心靈上的陪伴與諮商，「善念」是使我可以長久不被個案的負面能量打倒的力量。

我相信，每一個人的生命都有著最好的安排，所以菩薩願意為這些迷途羔羊，點亮一盞心靈燈火，使他們看見光明。

「心」如同一部非常複雜且精密的電腦，我們的感知包含著眼睛所看見的影像、耳朵聽到的聲音、鼻子嗅到的氣味……這些感官透過頭腦產生的「知覺」，無時無刻不影響著每個人，長期累積成為各種情緒，而隨著情緒的變化，這台「心靈電腦」不斷運轉，直至過熱超載。

這兩年我從大量的個案當中，感覺到多數人的心都因為過熱超載，變得過度敏感。

如同皮膚一般，由於環境的改變，受到明顯的污染與刺激，皮膚內的細胞變得特別敏感，於是便出現蕁麻疹、異位性皮膚炎等等過敏症狀。心其實也有同樣的現象，**「社會混亂」造成生活當中有許多不信任的情況，導致人對於外在事物變得格外謹慎，也容易在人與人的相處關係之中失衡，甚至變成對人、事、物格外敏感，不願再面對與接觸。**

我將此類現象稱之為「心靈過敏」。

這幾年我之所以決定舉辦「靈性的課程」、「長時間的深度僻靜」，正是因為收到了這些敏感朋友的訊息。而從小就屬情緒敏感的我，從這兩種方式得到了救贖與重生，也因此，希望能用同樣強大的正能量，給予此時此刻苦於心靈過敏的朋友支持與幫助。

敏感的根源來自——孩子與童年

每個人的心中都存在著一位「內在小孩」，他的樣貌就如同你的童年一般，大多敏感的朋友，都是在童年過程中受過傷害，可能來自父母的對待與教養，或者是在成長過程當中人際關係的受挫，都會使人的心，在長大之後變得容易「敏感」，不適應這個社會交際的運作模式，有的人會選擇遠離這個社會，或者是強迫自己適應，而有一些朋友卡在一個不上不下的狀態之間，變得情緒不穩定，一不小心憂鬱就纏上他的心靈。

有些情緒在生命的一開始就影響著一切。人的靈魂從精子與卵子結合那一瞬間，就開始產生許多記憶，包含正面的特質、正能量的事情，如愛、慈悲、關懷這些好的特質，也有恐懼、憎恨、憤怒，都可能在這段過程發生，因為**沒有一個母親是天生完美的**。

孩子與母親之間有著很深的連結，從懷孕前期母親開始經驗：「我有一個寶寶，得很小心地照顧他」。這是懷孕前三個月，要保住孩子的心態。如果母親在這件事上的態度不堅定，在你出生後，可能會該在意的事情不在意，與母親的某些特質緊緊地相連。

懷孕開始至三個月的影響：一開始懷孕的時候大多數人無法馬上知曉，而是孩子的生命已經從母體發生，在那一刻開始，母親的靈性會被賦予強大的力量；而在生理的現象當中，會產生內分泌的變化，母體的生命會盡可能地將免疫力提升，將身體調適到最佳狀態，對此時的孩子來說，需要母親很大的支持力量。

在這個階段如果缺少這一份來自母親的力量，在孩子來到世間之後，很容易無法對自我價值得到認定，在此階段母親也需要得到整個家庭的祝福，此時的幸福感也可以穩定胎兒不受到外界影響，順利穩定地懷孕。

懷孕三個月至六個月的影響：三至六個月這個階段，母親感受到自己的寶寶開始成長了，吃很多東西，要給孩子營養，在她的肚子裡面開始茁壯。這個過程其實是很神聖的，就是我們說的「一人吃，兩人補」，此時母親的付出與胎兒的回應正在逐日發生。

我們的頭腦是很難理解的，從一個人的飲食影響到另一個人的生命。在這個過程裡，孩子會得到很多的安全感。對孩子全心全意地付出，而他也在接受。如果在這個階段裡，母親是受苦或不重視，或有很多的躁鬱甚至想要拿掉孩子的衝動，都會讓寶寶覺得害怕與恐懼。在那個時候孩子會學習到很多的恐懼，有的孩子天生怕東怕西的，跟母親有很直接的關聯。

在懷孕階段，母親很害怕失去寶寶，害怕周圍的人對他不好，有很多的疑慮，更應該要花很多時間在靜心上，因為孩子需要接收到很多成長的力量。

當孩子需要茁壯的時候，母親有沒有給予能量與力量是非常重要的。例如孩子在成長的過程裡，母親卻在減肥，這是最可怕的事情。所以我們鼓勵所有的準媽媽最好不要在這段期間減肥，就醫學上看來不鼓勵的原因，是小孩需要從母親身上獲取營養。有的人生完小孩，髮質從柔順變成毛躁，正是因為在懷孕過程中本身的營養攝取不足。如果懷孕三到六個月時有照顧好孩子的媽媽，你會看到她的臉容光換發，有種偉大的母性能量，在這個過程裡有很大的能量出現。

六個月至生產階段的影響：這個階段代表的是我們將要把孩子送到這個世界上，準媽媽的身體與各方面的保護都十分重要，此時需要一些輕度的活動，讓孩子越來越健康。六個月之後，孩子的能量活躍越來越明顯（也就是胎動）。可以感覺到六個月之前母親對孩子的付出會塑造孩子某些個性，若在過去六個月經歷許多內在的恐懼，接下來孩子的個性當中就有恐懼這樣的特質，可以慢慢體會到孩子有了個性，有情緒上的反應。

這個階段花更多時間在照顧孩子身上，培養感恩的力量，有助於降低「產前憂鬱症」的發生。**多接觸美好的事物、感動的事物，你的孩子會收到祝福的能量，得到這份力量，感恩的課題就會被喚醒。**

對菩薩而言，從出生到童年的情緒能量，簡單來講就是以上這三個階段。當你有一天成為母親的時候，這個力量更為重要。有的人之前有過敏的現象，生完孩子之後身體原有的過敏竟然也跟著消失。

在這三個懷孕階段的現象，會影響我們實質對世界的某些觀感，懷孕的過程不是影響孩子在人生所有面向的全部因素，但也有足夠的影響力。

最關鍵的過程在生產期間，如果母親是全心全意想要將孩子帶到這個世界上，對孩子的影響會有很大的區別，母體在孩子出生以前的階段，有一條臍帶緊密地相互連結著彼此的身心。

孩子離開母體期間，母親會對孩子給予一份很深的承諾。無論如何都要把孩子平安帶到這個世界上，這一份母親對孩子的承諾是非常強大的，這股力量甚至強大到連犧牲自己的性命都可以。

有很多媽媽在自然產的狀態下，如果遇到難產時母親都會選擇保住小孩，這就是一份來自大自然母性的力量。但是以男性的觀點來看，應該是保住大人為主，因為孩子沒了還可以再生，男性與女性之間的差別，沒有真正的對錯，而是在那一瞬間我們的天性影響著這一切。

人有很美的天性，並且在事件當下會發生。有的人跟媽媽很疏遠，感受不到母親的愛。可能是存在於在孩子誕生之後，忙於學習與相處，漸漸忘了那一份與母親深刻的連結。

如果你有機會再重新經歷這樣的過程，使你回想到母親拚了全力把你生下來的時候，你就會有一份強大的感恩，媽媽是怎樣用盡全力把你帶到這個世界上的。

幸福的起源從尊重開始

華人強調孝道，父慈子孝其中存在的是奉獻的道理，父母養育子女，關心、照顧、付出心力、金錢和感情；作為子女，感恩父母對自己付出的一切，在父母老年以後反哺，奉養照顧父母，**唯有雙方都懂得奉獻的時候，才能擁有好的關係，也唯有懂得為**

對方付出，人生中才能得到快樂與幸福，這正是生命的價值所在。

這樣的尊重，不單純只在人與人之間，對待萬物都應該用此心同此理。

舉例來說：有的人養狗、養貓、養動物，當牠老了、病了就不養了，把牠丟到路邊。試想，如果你是那隻貓或狗，有一天孩子嫌你老了、病了，就把你丟到路邊，那時的你會做何感想？就如同你把年輕歲月都奉獻給家人，狗狗、貓貓則是把一生都奉獻給主人，比起人類，動物不是更該得到等同的對待與尊重嗎？

感同身受，**每一個生命都是平等的，都值得被尊重。**當感覺到這股力量的偉大，你就會自然地孝順，把家裡的事情當成自己的事情來看，不再只活在自我之中，覺得身邊的人都與我無關。

你的敏感，我能夠體會

許多生命存在著「心靈敏感」的問題，很容易受到外在事物的影響，在心中有受傷的感受，但不是每一個人都在乎著你的心靈是否受苦。

懂得理解自己的敏感，才能使自己不再那麼容易受傷，我時常會跟所有的朋友談到「你是否已經準備好要面對了？」大多人都想要解決自身的問題，但**解決任何的問題都需要自身已經準備好能夠改變的勇氣**，這也是讓自己能夠不再因為相同的人、事、物，而反覆受苦的根源。

心靈過敏是一種大環境的現象，而大多數的人可能在各種情緒之間徘徊著，試著每天讓自己找到快樂的情緒，但還有一大群人，正在為這些負面情緒尋找答案，而心靈過敏討論的就是如何讓這些想要從負面情緒中找到答案的人，可以從中得到最佳的解答。

我們的心靈遍布滿滿的神經線，一次又一次地在情感中挫敗，如同在親情之中受苦的人，父母親的付出並不是我們要的；或者在感情之中事與願違地結束；在自我追尋的過程裡持續迷茫的人們……每一個還沒有找到答案的人，在碰到使你敏感的事物時，神經線又會再一次緊繃敏感，並且又再一次回到低潮負面的感受。

我常說：「我們都知道讓自己快樂的方法，但我們不願意快樂的原因就是因為內心還沒有答案，所以才不願意讓自己快樂。」

在你生命當中曾經的挫折與負荷有許多，透過這本書，可以讓你在重複遇見同樣的問題時，有著不同智慧，自然就不會再「心靈過敏」了，希望在文字前的你，可以收到這一份祝福。

靜心沉思

解決任何的問題，
都需要自身已經準備好能夠改變的勇氣。

為自己的心靈負責

生活中的不快樂你將它視為難關，所以你不斷地度過一關又一關，但人生的關卡只會源源不絕地來考驗你……

「我們未來會成為什麼樣子，無從得知。可以知道的是，肯為自己的心靈負責，將會使我們成為最好的樣子。」

長期心靈受苦卻不願走出來，或是容易情緒敏感的人，他們總是活在過去的回憶當中，藉由這些曾經讓他們痛苦的經歷，來證明自己活著的價值。

以往人們容易把別人的錯加諸在自己身上，錯誤地用這個來定義人生。事實上，**每個人都要為自己的心靈負責，而這是一件生命的大工程。**

五年前，我開始為許多朋友諮商，在這過程中，菩薩會透過我為眼前的個案給予心靈上的指導，這會使人的心容易有歸屬感，而這份歸屬感可以幫助人遠離痛苦。在這個時期，菩薩希望我走入人群裡，開始學習許多不同的課程，有心理學、靈性學、中醫科學等等，它們打開我對於人生的不同看法。以往的我一直處於簡單的生活模式，但是我發現大多數人的生活是複雜的，這份複雜也帶來了許多人心靈上的困擾。

改變了人生的座位

當我開始學習時，如同學校老師要求全班同學換座位一般，從那一刻開始，我原本已經習慣的座位被改變了，我得適應全新的人、事、物。學習中醫時，第一門重要課程就是認識我們身體最大的器官「皮膚」，影響皮膚的因素千百種，但人們最在意的除了身形之外，就是「面子問題」。

擦在臉上的護膚品，就跟提升人生的心靈課程一般，許多產品都標榜著卓越的抗老功效，但仔細看裡面的成分可能高達三、五十種。我的中醫老師說，成分越複雜，皮膚的負擔越重。這些保養品的成分確實具有不同功效，但必須在皮膚處於健康的狀態之中，才會發生功效。許多人為了解決心靈受苦的現象，進而參加各種心靈課程。其實越多樣化並不代表越好，簡化保養你的內、外在，才是穿越人生的不二法門。

每個人的生命當中，都有許多的難關，我希望大家能樂觀地面對現實世界。每每看電視新聞，播報的總是負面新聞。這些過不去的難關，包含著感情的問題延伸至自殺的遺憾，或是因為憂鬱而傷害別人的事件。**如果那些心裡感到受苦的人們能夠有一次機會，得到無條件、善意的幫助，那麼生命這條路，將會有更多的可能與選項。**

了解自身的本質

我們的內在都具有男性與女性的特質，這些特質是從我們的父母親身上得來。你的男性特質某部分來自爸爸，女性特質來自媽媽，但並非所有的父母都是百分之百完美的人。

內在的男性跟女性特質會影響什麼？包含情緒的表達與處理事情的態度。當我們遇到挫折時，就會用類似的特質去回應。例如男性的典型能量有勇氣與很強的責任感，女性有很多的愛、溫柔與慈悲，這兩個特質在身體裡的比例會影響一個人，如何讓男性與女性的特質都保持在平衡與神聖的狀態，是每個人都要注意的。

高精神品質的東西在身體裡面比例越高，生活會經歷到好事或正面的事情就會越來越多。重點是覺知到自己開始跟世界互動，如同一個很小的細胞要與全身所有細胞一起互動，互相感應。所以一個人有沒有可能改變世界？當然有可能，從你的周邊就可以開始渲染開來。

從學校裡學生的穿著可以看出來這個班級現在流行什麼，別班在流行什麼，然後慢慢開始散開。從一個人的特質逐漸開始影響同儕，例如一個人很喜歡穿很緊的緊身褲或鬆鬆的喇叭褲，或是女孩子的裙子改很短，國中七年級全部是一種風格、八年級一種風格、九年級一種，各有不同風格；但一定有類似的風格，因為總會互相學習與競爭。每一個人要知道自己是跟世界相呼應的，就像現在新聞流行什麼，看到的媒體資訊是什麼，渲染給很多人知道以後，有些人就開始被改變了，默默展現的力量是很可觀的。有的人以為站在高點的人才有影響力，其實並不然。有可能是在底下的人影響到那個站在高處的人，透過他影響了全部，甚至影響了整個大環境。舉個最明顯的例子，陳樹菊女士，她的善心、善舉是否也讓你受到影響了呢？

當你覺知自己很重要的時候，究竟要做個謙虛的人，還是堅持只做自己？你既不是救世主，也不是無名小卒，但我們每個人都有影響力，所以要找出自己的影響力，讓它開始發生與發酵。每一個人都是很偉大的，只看你有沒有發現。如果你一直認為別人很偉大，自己很渺小，沒有貢獻能力，久而久之你可能就會成為這樣的人。

欣賞別人的好，把別人的好與自己結合。我們不斷在學習某些人好的男性特質（如勇敢、信任等），與好的女性特質（如溫柔、愛與慈悲）。在我們的生命當中，活出這樣特質的人，如果在經營這件事情上得到平衡，這個時候他的力量會越來越大；當兩個能量都在平行成長，他可以照顧到的人會越來越多，影響到的範圍越來越大。

例如外表很像男生的女性，其實本身是有女性特質的，如果她的內在是平衡的，就單純只是有男性化的外表。如果內在處於不平衡狀態，忽略自身的女性特質，一直往男性特質的方向走，就會開始不喜歡自己的身體，或是抗拒自己是女性這件事情。反之，男生也是，兩者的能量都要運作，如果你喜歡扮女生的樣子也好，兩者的能量都要兼顧，例如男性擁有的能量勇氣與堅強的特質，如果沒有發展就會向外索取，依靠別人，從別人身上吸走這種能量。如此一來你的人生就會遇到很多問題，例如遇到想要利用你的人，因為你有所求，所以你就有弱點。

身體裡面的男女特質失衡，所以造成現今社會上有越來越多的同志嗎？

不只是同志族群，一般人也是。特別抗拒異性的人，都有可能發展為同志。

那麼，是因為在這個社會當中，生命與性別的發展走向會越來越多元，我們無法控制這一切的發生，最大的原因是，生命的探索是無限的。

那同性戀算不算生病？如果是因為抗拒或非常討厭，或是對異性沒有感覺，這只是身體的一個部分，不是生病。

靈魂投胎在不同的個體又是另一種情況，如果她有一個男性的靈魂，卻生在一個女生的身體當中，她要修行的功課更要往平衡的方向走，而在她的生命裡，選擇愛男生或者是女生，能否好好地選擇自己所愛，一個人的選擇沒有好與壞，而是我們能否珍惜自己的選擇。

社會上的許多議論，討論著同性相戀造成的問題，但社會的問題不是這樣計算的。在大家還沒開始重視這件事情的時候，同性相戀的事情早已存在，不因任何的輿論所起。如同你愛男生或女生，無法受到誰的影響；但可以確定的是，在這個時代同性相戀是一件辛苦的事情，穿越痛苦的難題與被自己家庭接納的過程，需要有足夠的勇氣跟祝福。

我們的靈魂組成非常的複雜與縝密，在這個世界上有多種的組合，隨著時代的發展無論是性別或是性向，勢必會朝更多元的層面走，這是我們需要去接受的現象。

這裡面有很多關於法律等細部問題，其實就是一群人住在一個國家裡，你們開心就好，問題可大可小，仔細思考也沒那麼嚴重。

面對人生淨化心靈

二〇一六年開始，我舉辦僻靜會，讓人們能透過自身的靜心與修煉，可以與痛苦和平共存。這是菩薩給我的任務，這一路走來，大多數的人都順利地通過這樣的靜心課程，可以用全新的面貌接受生活中所面臨的難關。

寫書對我來說，也是一項任務，我將這幾年看到的受苦個案，記錄下來與讀者分享，使更多的人可以在這些經驗之中，明白如何穿越痛苦的方法。

在我寫第一本書時，曾有過一個念頭：老天爺為什麼這麼早就要我踏上這一條道路？我的內心有很多的疑問無法找到解答，也很努力地想要找到真正的答案，所以我透過更認真地幫助別人，希望可以從中找到屬於自己的答案。

八年的時間，我看見許多人生命存在著不快樂的因子，而這些因子聚集在一起時，匯聚成痛苦的力量，這股力量將帶領我們走向負面的世界。

我花費很多時間在進修與學習上，學中醫、了解印度的阿育吠陀醫療，各式心理學與靈性療法，希望可以找到所有問題的解決之道。

但是不快樂的現象仍在這個世界不斷上演著，我相信在每個人心中都有一股強大的善能力，希望透過自身來轉化世界。一位心理學博士說過：「我們的付出就是為了讓地球不再受苦」，對於一般人而言，這或許只是空泛的靈性話語，對我來說卻產生了極大的共鳴。我這麼努力經歷這一切，不就是希望這個世界受苦的人減少嗎？

我想總有一天你也可以做到，將自己放入這樣強大的願力當中時，你的受苦現象就會開始減緩。

我們為什麼不快樂？

這是我多年好友的親身經歷，小益（化名）從小家教非常嚴格。他的外型帥氣高壯，打扮光鮮亮麗，但我從眼神中可以看出他內心並不快樂。

他曾多次求助於菩薩，關於生活中的問題，他想要知道為什麼自己這麼不快樂，這麼悲觀。父母不曾給弟弟妹妹們壓力，他們從小到大都樂觀知足，因為所有的壓力都放在他一個人身上。他從開始工作之後，不斷拿錢回家，就是希望家裡的日子能夠更順利些，但是一路走來「心」卻越來越累。

每每談到他的家庭，眼眶總是泛著淚光，我能夠感受到他對自己心中的這股無力感，心中無法釋懷，站在朋友的角度上只能給予陪伴。

二〇一六年的秋天，我們約在咖啡館，因為周圍座位都沒有人，感覺空間特別寧靜。我習慣在會談開始之前，讓他跟著我將眼睛閉起來，做深呼吸，透過深呼吸讓他將沉重的心情慢慢地放鬆下來。

小益說：「這麼多年以來，每次講到我家裡的事情時，我都不敢直接看著你的眼睛，因為我好怕你知道我在想什麼。」

「朋友這麼久，我很願意了解你在靈魂最深處的恐懼。」

我牽起他的手，請他把頭抬起來看著我的眼睛，他不覺流下眼淚。我說：「再怎麼強大的人都有屬於自己的脆弱與恐懼。」然後請他談談關於家庭當中，那些他不曾說過的心聲。

「我很多時候會想，為什麼我的爸爸媽媽這麼不公平？所有的責任都要我一個人背，弟弟妹妹就可以開開心心過日子，沒錢時找我要，然後弟弟妹妹學費也要我出。我到今天都沒有屬於自己的存款，我到底欠了他們什麼？」

「我們的靈魂會選擇一條最難的路走，因為我們有能力可以負擔！」

當我說完這句話，他憂鬱的情緒慢慢地緩和下來，我告訴他：「你也是一路看我走過來的，我的路並沒有比你輕鬆，你把一家人放在心中，但我需要把所有與我有緣的朋友，當成親人來照顧。」

「如果是別人告訴我這句話，我會覺得他在亂說話，但幾年你來變了不少，跟小時候的你真的不一樣了，有時候也會覺得你需要做到如此嗎？但看你做得越來越好，我也為你開心。」小益說。

我的眼睛是非常強大的療癒管道，多年的靜心經驗與僻靜，使我的眼睛可以成為一面鏡子，透過對望時，看見自己最深的脆弱，不過只在特定的時刻打開這個管道。

「雲深，我覺得這麼多年以來，為了賺錢照顧家人，許多可以出國深造的機會我都放棄了，這應該是我最大的遺憾與不快樂。」

我閉起雙眼，詢問伽藍菩薩如何可以幫助小益，菩薩告訴我：

「你沒有走過人生這片風景，如何能夠全心學習？」

菩薩的話經常超越我所能理解的範圍，當我將菩薩話語完整轉達給他，小益閉起眼睛靜靜思考這句話對他的意義是什麼？

「可以給我更多的提示嗎？」

菩薩要我告訴他：「超越」。

「生活中的不快樂你將它視為難關，所以你不斷地度過一關又一關，但人生的關卡只會源源不絕地來考驗你。如果你將這一切視為風景的話，你會看過一片又一片的景致，誰都無法留住一片風景，只能仔細欣賞眼前的這一刻，看似限制的環境，但或許讓你找到人生最重要的友情。」

我從他的眼睛看見一道光芒，我明白他懂了。

「謝謝你，也謝謝菩薩給我這麼重要的話，如果當時我出國了，雖然不知道未來會如何，但我知道我跟你一定不會有今天的會談，還有這一路的相伴。」

在那一天我們留下一張合照，為友情立下重要的里程碑。

不快樂只是一時的，當你察覺這一切都是上天的安排時，你會感到幸福的。

靈性迴響：願意為自己的人生負責，自然會走向快樂的人生。

靜心沉思

我們未來會成為什麼樣子，無從得知。

可以知道的是，肯為自己的心靈負責，將會使我們成為最好的樣子。

天然的情緒調理法

天然的情緒調理方法非常的多，我整合這八年來的個案心得，分成食、衣、住、行四大層面，來告訴大家如何培養正面的情緒。

食

自從開始學習中醫食療之後，我發覺有精神躁鬱與憂鬱的朋友，透過食療的幫助可以有明顯的改善。

營養均衡，可以幫助人的身體恢復平衡的能量，學習中醫的過程，我發現天然的澱粉、蛋白質、油、自然的蔬菜與水，蘊藏著許多強大的能量。這幾年來，透過自然醫學與中醫的進修，也從中學習到飲食與生命的奧祕。

優質的能量澱粉：我推薦在生活當中常見的食材「地瓜」。地瓜非常容易取得，但是萬一你有血糖過高的問題，就必須先詢問你的家庭醫師，確定食用無虞再來實施這項方法。

在能量的認知當中，地瓜接收到土壤當中微量元素的滋養，是人們很好的能量來源，我們會在食用時獲得強大的基礎體力，而現代科學許多的礦物質與維生素，就存藏在地瓜當中。世間萬物過與不及都不好，所以一天能夠補充少許地瓜，對於身體的能量有著很好的改善。

在能量當中，地瓜帶著金黃色的頻率，某些紫心地瓜帶著高頻的紫色，這兩種顏色可以補足運勢能量，黃色可以補足你的財運能量，紫色則能夠帶來貴人的能量。你可以斟酌自我需求來補充，這些高頻的能量也會掃除身體中的負面能量。

優質的蛋白質：我們的身體、頭髮都是由蛋白質所構成的，平時補充優質的蛋白質可以使你的精氣神有很好的展現。

在我諮商的個案裡，遇見不少女性素食者，其中有人有子宮肌瘤的問題，偏偏某些優質蛋白她們得要避免食用，例如豆漿等食物，加上沒有吃肉，所以我必須花更多的時間與她們溝通，建議她們適時地補充需要的蛋白質，因為身體裡缺少了能量，身心靈自然會變得不健康，也容易憂鬱。

在素食的優質蛋白裡，我推薦天然的優格、豆漿以及植物蛋白的穀粉這三樣食物，都能帶給我身心的穩定。

具備足夠的蛋白質，才能養育身體裡的肌肉，應付身體一整天的勞累。

優質蛋白攝取足夠時，臉上的氣色會變得明亮有朝氣，在面對比較負能量的人時，自然可以處理得宜。每當我諮詢完個案時，總會補充一杯植物性蛋白穀粉或者是豆漿，恢復身體的能量，不讓身體進入過度勞累的負能量之中。

優質的油：國人對於油的誤解其實很大，我看見許多人都不大敢攝取油，因為擔心肥胖等問題；但是好的油分可以幫助心情及血糖穩定，在忙碌的生活當中，不容易隨著外在事物感到情緒低落。

個人最推薦亞麻仁籽油，也被稱之為植物性魚油。通常我會拌入優格內，在攪拌之下優質蛋白會將亞麻仁籽油包覆住，等到充分融合之後，再開始食用。在夏季補充這類型的食物可以避免情緒浮躁，不但不會受到外在負能量的影響，自己也比較不會脾氣暴躁。

優質的蔬菜：在多年的經驗之下，十字花科的植物如花椰菜等，以及深色及淺色的葉菜類，這兩種植物對於身體能量都有著卓越的幫助。

情緒並不是全然都是不好的，我們只需要把情緒的毒素排除掉，身體就會感受到輕盈，沒有談到的蔬菜並不是不好，對於營養健康的攝取還是需要均衡，我提出的這幾種植物，建議大家記得補充就可以了。這幾類蔬菜可以幫助情緒上的排毒，透過腸道排除掉情緒的毒素。

我們幾乎無時無刻都可能接收到情緒毒素，例如每天的新聞或是職場同事與上司間的相互抱怨，容易在聆聽的過程吸收到負能量，將情緒的毒素存藏在身體內。久而久之，身體容易感到疲累，或有無法專心聽別人說話的後遺症。

優質的水：人體百分之七十以上是由水所構成的，我們需要優質的水來幫助身體運行。每一天我都會喝足三千毫升的水，透過排泄的方式排除身體的毒素。每個人對水的需求量不同，只要自己覺得舒服即可，不一定要喝得跟我一般多。

礦泉水裡的礦物質對人體有些許的幫助，但我不鼓勵大家買礦泉水，因為愛地球的觀念，我自己會帶環保杯出門。如果可以的話，建議在居家內裝置好的過濾系統，保持水質乾淨，這樣的飲用水即可以幫助人體有良好的淨化。

接觸的個案中也有憂鬱狀況的朋友，我發現大多數人都沒有喝上足夠的水，或者是說喝非常少的水就度過一天。其中又以女性更嚴重，因為不想要常跑廁所，所以只要不口渴就不喝水；但在中醫的觀點之中，等你口渴時再喝水，身體已經處於「鬧乾旱」的狀態了。

足夠的水分可以幫助身體不容易囤積負面情緒，坊間有許多能量瓷器杯，其中的能量石可以共振水中的分子使分子變得更加細緻，讓人們在飲用時可以排除負面情緒，補充正面的能量，供各位參考。

衣

在這個部分要和大家談的是，身上所配戴的寶石可以幫助身心安定，許多身處負能量狀態的朋友，或是容易感受到負面情緒的朋友，我通常會建議他們配戴適合的寶石，可以幫助他們在身心情緒起伏大時，有穩定的能量安撫他們。

白水晶：宇宙最清明的寶石，白水晶有著強大的淨化能量，透過菩薩的加持之後，能量會更加穩定放大，使容易憂鬱及躁鬱的朋友，在配戴時身心會漸漸地安定、平穩。

紫水晶：使人的氛圍場變得更加貴氣與智慧的能量，許多的演講者或是教育工作者、企業家非常適合配戴這樣的天然寶石。

粉水晶：需要桃花能量的朋友，可以配戴一百零八顆粉水晶，常常念誦六字大明咒，可以將不好的緣分斷除，招來正面桃花。

檀香：充滿正氣的檀香佛珠，能夠使人心安定，對於生病者或是常常需要面對負面能量的人，是非常適合配戴的。

銀環：銀環可以保護配戴者不受邪氣侵擾，在《西遊記》當中，孫悟空頭上的緊箍咒就是如同銀環一般，人人都有猴子心，而銀環如同緊箍一般，拴住我們的猴子心，使心更安定。

住

大多數的房子與居住地，都已經失去了原有的天然美景，換來的是一棟又一棟的豪華大樓以及柏油路。在天然的環境下會有天然的療癒力量，改善心情不好的人的情緒。

如今我推薦在家中可嘗試擺置鹽晶燈，它具有淨化磁場以及散發大量的負離子能量，淨化空氣與平衡身體的負面能量，這個功效在科學層面已經得到相關的證實，我到許多人家裡觀看風水能量時，常會建議他們購置鹽晶燈來穩定空間的能量。

行

我希望大家能夠適當地運動，幫助身體達到活化，並且排除經絡當中卡住的能量。若能搭配靜心、氣功等深層有氧運動，可以達到更好的效果，每一天我都會花兩小時的時間來做這樣的運動，讓身體保持在最好的狀態。

適當的按摩可以紓解運動及生活所帶來的疲勞，人的身體都會出現疲勞，透過適當的按摩能夠排除這樣的現象；但不能完全依靠按摩，求得健康。若單純依賴按摩，肌肉長時間沒有運動，漸漸就會鬆軟失去力氣，體力也會逐漸下降。

食、衣、住、行每一個面向都存藏著許多天然的情緒調理法，透過用心地對待，我們就可以在生活當中，活得更快樂、更自信。

靜心沉思

透過天然的情緒調理法，能夠排除憂慮與疲勞，培養正面的情緒。

重視自然的態度

這世界有一套宇宙的法則存在，在這些法則裡面找到平衡的方式，就是「尊重」。

多數時間我都在鄉下生活，在大自然的環抱下，心情是放鬆的。菩薩讓我了解到環境與心情有著很深的連結，在幾次進入憂鬱症患者的家中，發現大多有憂鬱傾向的朋友的房間，通常早晨時陽光照不進來，空氣中瀰漫一股淡淡的霉味。如果房間有窗戶，我會請他們培養將窗簾拉開的習慣，讓陽光照進房間，將空間的負能量淨化乾淨。

原本以為，這一生大概只能為菩薩翻譯一輩子的時候，菩薩建議我多元的學習與嘗試不同的進修。從二〇一四年開始，我進入各項領域的學習，自然醫學、中醫、營養、靜心等等，有了很大的收穫，內在的自信心也有更多的提升。**我確信人們可以透過學習，了解自己的力量。**

環境對每一個人都有很重要的影響，打造一個可以放心休息的地方是改善運勢的第一步。如果沒有辦法在家裡好好地休息，在外的奮鬥力量也會不足，因此改善家中磁場是改變運勢的首要考量。

磁場的營造

淨化空間的第一步就是打造磁場，而憂鬱、躁鬱、無能為力等等的負面情緒，都始於空間能量的不足或是能量產生紊亂。

許多人的房子裡擺放整齊，但是沒有營造出磁場，那麼住在屋裡的人自然無法安定，時時想要往外跑。首先你需要讓陽光照射進房子，如果你的房間與客廳都是不見光的，最終我還是建議你需要換個房子居住；如果在無法遷居的狀態之下，你需要有除濕設備以及天然的藥草薰香來幫助清理空間的能量。

前幾天我到一位朋友的家裡，他居住了一段時間，個人運勢始終平平、無任何的起色，所以請我到家中，為這個空間做能量上的清理與調整。

我發現他家打掃得非常乾淨，一塵不染。外面的天氣是炎熱的，但房子裡是處於陰涼的狀態，到了這個空間之後，人自然會提不起勁，即便打開了電燈仍然感覺疲勞。

這通常是因為，大家回到家中，身體的疲勞能量散發到空氣當中，加上家中來往的人不多，所以在磁場能量上，一直處於是負能量的狀態，我建議他每個月都參與線上的隔空淨宅，與點燃淨化線香，可以幫助他提升運勢。

我站在房子內的正中央，閉起眼睛，感覺整個空間的能量是迴旋紊亂的，於是我將菩薩加持過的除藏草，放進帶來的小碟子用火點燃，當煙慢慢升起時，紊亂的感覺漸漸消除，我請這位朋友將家裡的門窗打開，讓煙霧可以隨著風飄散出去。我走到房子的邊邊角角，尤其是梁柱旁邊，便是負能量特別喜歡停滯的位置，帶著平穩的心情，我慢慢地繞過家裡的每一個地方，此時家中的能量會得到穩定和淨化。

尊重這個靈魂世界

在這個社會上，有很多靈魂的存在，這些靈魂本身都存在著某種性格，就是所謂的靈性。就像人與人之間，面對同一個對象，有的人跟這個人投緣，有的人則不和。如果可以，不要用驅逐的方式，而是用溝通與理解達到訴求平衡。萬一遇到警察抓小偷或犯人的時候，遇到蠻橫不講理的違法者？此時就須要有公權力出來幫忙，像是菩薩或神明。這世界存在一套宇宙的法則，在這些法則裡面找到平衡的方式，就是「尊重」。**以尊重為核心的時候，所有的靈魂就可以得到平衡與安定的狀態。**

幾年前遇到的個案，當時他家裡的人很不平安，車禍、生病等陸續發生。我在他家裡的神桌上看到關老爺和濟公師父，濟公師父神像是自他開宮廟的叔叔那邊請過來的。曾經家裡的神像身上有個髒污，他就自己動手去清潔（照理說應該要等到年底農曆十二月二十四日清屯那天），不料他的叔叔立刻打電話來，問他是否有動到神像。

後來他們找我過去看家宅的風水是否有問題，因為陸續遇到鬼故事。他們住在一樓，二樓是過世爺爺的房間，卻常在夜裡傳出爺爺在世時跺腳的聲音，他弟弟也曾經在晚上看過黑影出現在爺爺的房間。

他家有個庭院，一樓用及腰高的小樹圍起來，房子很老舊，屋外是灰色水泥牆。一開門就見到廚房與樓梯，這是風水上的大忌諱，菩薩建議他們先做一個門，區分裡外，用玄關做個進退區隔。

他家是比較早期蓋的房子，當時沒有風水的概念，大門口不是開在面對大馬路上，而是在面對稻田一般被視為後門卻當成前門。進入一般住家看到的順序是客廳、房間、廚房，但他家等於是從後門進去，所以門一打開會先看到樓梯與廚房和冰箱，象徵錢財露白，我先把廚房的冰箱往餐廳移動，冰箱也是財庫，把冰箱藏起來就不露白了。風生水起，風水其實會影響房子的磁場與能量。如果家裡沒有財運的話，能量就會往下，精神就會比較弱，會擔心錢的問題；而這個能量就會把家的運氣往下帶，此時會容易有外力介入，尤其是家裡有很多不平衡的狀況和能量。

上二樓看的時候，我感覺左邊眼尾有個黑影閃過。菩薩叫我們來到神明廳，菩薩一看就說，濟公的佛像裡已經不是濟公，而是別人的靈體。

菩薩說那就來溝通，談談條件。對方的媽媽很擔心，因為家裡正在討論分家產。原來這尊神像是叔叔請來的，菩薩決定找時間與對方溝通，如果不行再另作安排。

我們依照菩薩所選的時間來到他家，菩薩說先溝通，布一個結界，用紅線黏在神明桌上，將佛像四周框住，接著用香淨化，讓這個靈體出不去也進不來。簡單形容就像是警察將犯人帶到偵訊室，對方已沒有籌碼。請祂自己出來，我們再進神像，對方答應，菩薩用金紙七張做淨空，再用紅紙將佛像封起來。

重新加持，儀式結束之後，用念咒，再與對方溝通。「讓你回去，請你讓這個心念就（緣起緣滅，到此了結）」。結束之後拆掉結界的紅線，菩薩先點三炷香，朝陽台稟報老天爺一切圓滿，希望老天爺祝福這個家裡一切平安。

處理完之後請他媽媽打電話，告知他叔叔把神像請回去，已經先協助將神像眼睛用紅紙包起來。過幾天他叔叔請回神像，之後家裡的運勢就慢慢改善。

只要願意尊重靈魂，再不好的邪術，其實都有辦法處理；而怎麼達到平衡與尊重，便是這個章節裡要談到的問題。

在宇宙之間，有一種自然的定律存在，我們需要尊重每一個生命、每一份意願。或許會有做錯的時候，但就是從每個錯誤之中學習，如何尊重這所有的一切。

靜心沉思

以尊重為核心的時候，
所有的靈魂就可以得到平衡與安定的狀態。

過度依賴身心療法

「我是誰？」是坊間很多身心靈老師最喜歡拿來討論的話題，要認出我們是誰，簡單而言，這個「誰」指的是很高的精神品質。

這些年來，菩薩與我一直保持隨喜的態度，為大家諮商問事、結緣身心療法。最初的願望就是希望大家在可以接受的範圍，體驗身心療癒的方法，遠離痛苦。

剛開始舉辦靈性提升課程時，內心有很多糾結，因為多數的老師，最大的目的是希望養成學員「依賴」，一旦學員依賴了才會有更多的機會賺取學費；但我希望不要向大家收取太多費用，所以即便有許多朋友支持，我們開課仍然賺不到錢。

身心療法的操作大多始於「找不到自己是誰」開始，從這裡造就許多無良老師有機可乘。利用人的不自信，來賺取不正當的錢財；但我希望人們透過文字找回自己，這樣就不會有那麼多的問題產生了。

「我是誰？」是坊間很多身心靈老師最喜歡拿來討論的話題，要認出我們是誰，簡單而言，這個「誰」指的是很高的精神品質。有人是慈悲，有人是愛，有人是勇氣……我是誰，要尋找的就是認出這些品質。

有很多人在這樣的過程中賦予很多角色，這些角色其實是虛假的，例如有人說是誰誰誰的轉世，這些的確有可能存在。最真實的還是在真正的靈性培養上，這些品質的培養才是最重要的。

身心療法無法使人脫離傷痛

在大環境當中，可以透過身心療法打開心靈的世界，靈氣、氣功、聲音療癒、靜心諮商、精神治療、打坐等等，這些療法可以有減緩的功效，使人受傷的心，在短暫的時間裡獲得暫時的釋放與安定，但這不是使人從受苦現象解脫的方法，**你只是「遠離」了傷痛**。

許多來座談會的朋友，可以侃侃而談他們所學過的療癒方法，不斷地訴說著這些療法所帶來的美好感受，但重新談到現實所遇見的問題時，那份自信與優越感卻又完全消失，只剩下一個無力的自己。依賴身心療法，會使一個人產生這樣的現象。在我多年的經驗當中，身心療法所能啟發的最大效用，就是「陪伴」。這些方法會陪伴一個人，在無力的生活當中獲得一點慰藉，陪伴他解決生命之中的問題。

透過這些身心療法，除了陪伴之外，還能得到什麼呢？內在的品質是關鍵，你是學習愛、慈悲、信任，這些高品質的精神是可以透過身心療法體驗到的。是否能夠成為這樣的品質，取決於你是依賴，還是透過身心療法成長。

而內在品質是你修行的成果，所有身、心、靈都在發展這件事，療癒、清除與轉化內在的負面特質，提升自身內在的品質，例如苦、忌妒與恨。這些負面性的能量，需要透過療癒過程逐漸去認清與體會，當這一切有足夠的淨化時，那些使你悲傷與痛苦的一切，最後留下的是愛與慈悲，這樣高品質的意識就是「我」的構成。

舉一個真實的例子，如果你的親人與你總是因為價值觀的不同而爭吵，但你明明是愛他的，有時你可能因為彼此之間的意見分歧吵得不可開交，但認真想想，如果有一天他不在你身旁了，不再跟你吵了，你會比較快樂嗎？

兩個人聚在一起的個性，不是一加一等於二，而是各自修正了〇．五，加起來等於一的概念，這樣的比喻也是我無意間在新聞中看見的，說的是如此真實。

現實生活中這些觀念上的轉化，我們周圍的朋友可能無法馬上了解，他只會從你的應對進退，還有彼此互動的模式，才能體會你自身的改變。走入靈性修行後，你會在乎周圍的人還有自身，是否能夠從「苦」的現象解脫；但在某些人的心中，「苦」是有力量的，他們透過受苦來證明自身的價值。例如：有很多婦女在家中過度地付出自己，透過這樣的受苦產生被需要的價值，這就是歷史對女性產生的業力模式。

我們總認為全心為家庭付出的女人，才是好女人。如果你已經從這樣的情節走出，非常恭喜你，因為你的價值不需要透過受苦來賦予。如果是這樣的女性，您的辛苦我能足夠明瞭，因為你們真的很辛苦，也非常偉大，但在這些付出當中，你還有機會可以發展自己本身的價值，你可以開始運動，學習瑜伽，使自己的身、心、靈狀態更加安定，慢慢地你會相信身邊的家人，能夠自己完成自己的使命。

持續透過受苦來證明自己價值的人，我們無法將他從受苦的情節當中拉出，此時只能在陪伴他們的身旁，或是給予建言。對於許多即將踏入婚姻的男女，我都會告訴男方，「如果你無法保證你可以照顧對方，使她能保有自己的興趣，並且有足夠的金錢生活，那麼各自在工作上努力才是正確的選擇。」

對於堅持受苦的人，只需要祝福他。**我們需要從傳統的價值觀走出來，才能不再因為這樣的價值觀，背負過多的責任與壓力。**

愛與信任是一輩子的功課

絕對的信任、慈悲跟愛，一定是高品質的，但體驗這樣高品質的精神，首先要脫離外在的角色。

許多人一輩子都追求外在的角色，例如身分、地位或是職業。以我為例，在寫書的時候是作者，但我不可能一輩子都是作者，這是生活中的一部分。有人會角色模糊，會把有力量的角色擴大到生活中，逐漸會創造的第二件事情就是他的不快樂。

將外在的角色帶入到你的親密關係當中，會使你遇見許多無法想像的辛苦。例如老師，在家庭裡不能以老師的身分出現，可能必須以母親角色面對。如果在家庭中無止境地說教，這會讓大家不是很開心，慢慢地關係就會失衡甚至破裂。所有的學習都是讓大家清楚自己的角色，並且更認真對待，不再模糊。

外在的角色就是外在的身分，內在的角色就是生命的品質，如愛、慈悲與勇氣。

每一位朋友都希望自己成為高品質的人，但是在生活中，你可能是做一些比較耗體力的工作，例如清潔工、工地的工人。從事這類基礎工作的朋友，需要以大量的勞力換取薪水，在每日勞務之後，也仍然有提升的願望。菩薩認為提升是每一個人的選擇，與外在的身分沒有衝突，不是那些金字塔頂端的朋友才有的享受。

每一個人都有自己的身分，如果你是一位貴夫人，你應該好好享受這個身分帶給你的一切生活；如果你是工人或是清潔工，也一樣需要專注享受你可以為這個世界帶來的一切，那就是靈性帶給你的真諦。

家庭的身分更加神聖，無論你在外面有著多特別的角色，即便你可能是一位偉大的企業家或是身心靈導師，回到家中，你仍然是自己家庭當中原有的角色，有的人是母親也同時是自己父母親的孩子，我們只需要在對的角色關係當中，好好體驗這個角色所帶給你的幸福。

許多人想要拯救自己父母的關係，但你需要記得，當你成為拯救者的角色時，這個關係只會有惡化的機會，或是成為過度付出的狀態。專注於我們自身的關係，付出這個角色關係所能賦予的，才能使這個角色發揮真正影響的力量。

例如：曾經有一個男孩來諮詢，他的父母總是無止盡地爭吵，他不知如何改善這樣的狀況。我告訴他，如果他們的爭吵來自於不健康的互動，只要沒有到受傷、暴力的階段，或許先扮演好自身角色，就是改善關係的關鍵。你現在是一個學生，就應該好好扮演好這個角色，當你好好念書做好自己份內的功課時，父母其中一方就會有變化。在半年的過程當中，他考上了好學校，母親從這樣的關係之中覺醒，選擇帶著孩子離開這個家庭。爭吵消失了，父親也良心發現自身個性的問題，決定要好好付出。目前他父母雖然是離婚狀態，但是孩子心中的怨懟與恐懼已經慢慢放下。

我相信這個宇宙之間牽一髮動全身，最大的關鍵不在於是否學習了身心靈療法，而是有沒有在自身角色當中好好地付出。

靜心沉思

每一個人都有自己的身分，
專注享受你可以為這個世界帶來的一切，那就是靈性帶給你的真諦。

活出智慧，不做老師口中的問題人物

宗教，是學習人生哲學的方法，而不是用來解決你個人的問題。命理也只是理解你生命的軌跡，決定如何活出自己的關鍵仍然是你。

即便老師也會有自己的問題與喜好，這是我觀察這個大環境的心得。因為每一個人都無法做到完美，所以，別將你所有的好與壞寄託在一位老師的口中。許多老師口中說的好壞，都也僅只是他個人的認為，這些認為不一定全部是對的。

運勢的好壞，命理與通靈所能帶給你的，都只是提醒跟建言。看得太重，就會是強大的牽絆，而讓你無法好好地前進與感受人生。

生命的最初來自於我們純粹的意願，我們每一個人來到這個世界，都會有一份意願，而我最大的意願就是為所有的朋友服務，也因為如此菩薩選中我擔任翻譯。這看似很偉大的意願，其實每一個人都可以做到，只看你願不願意。

生命中最大的智慧，是將我們從自己的角色之中，跳脫出來為這個世界奉獻，然而跳脫並不是逃避，如果你在人世間的功課還沒有完成，那麼你應該好好地對待自己的家庭與處理你應該面對的問題，最後你就有辦法奉獻。

很慶幸我的家人願意將我提供給大家，我沒有太多的家庭功課，才可以這麼早為大家服務，所以我很感恩這一切。

勿過度依賴上師與命理老師

大家都有機會接觸到各種修行團體，很容易將自身的問題帶入到宗教修行當中，會請上師解決自身的問題，遇到問題都要問上師。**宗教，是學習人生哲學的方法，而不是用來解決你個人的問題。命理也只是理解你生命的軌跡，決定如何活出自己的關鍵仍然是你。**

在乎上師與老師口中的劫數，無論上師與老師是如何從命盤或是通靈的方式得知這樣的劫數，我從菩薩的口中確認，任何的劫數都跟你的行善與善業的累積有關，如果累積的善業足夠，這些劫數就會有所轉化，並不是幾場法會能夠化解的，這些不好的能量最終能否化解，取決於你為這個世界付出的善業是否足夠。

還有一部分是「緣分」，如果你平時是一個好人，但是生了一場病，而有足夠的緣分能夠遇到一位好醫生，能為你診治，剩下的就不是我們能掌握的，最大的關鍵就是自身要認真面對，好好接受治療或許就可以改善。

在報章雜誌中，曾經見過有人因為過度依賴上師與命理老師而被騙的憾事。例如有一些不肖的上師，利用改運之名目騙色，造成終身遺憾。最終的關鍵，只要你有足夠的判斷力，這樣的遺憾就可以減少很多。

智慧來自於純粹的寧靜

我們在經驗生命本身的同時，有更大的存在價值與意義在其中，讓自己活出更高的精神品質，例如：愛、慈悲、信任、勇氣，使這樣的精神融入我們的生活之中，當有人在遇到這些元素，並且立刻聯想到你的時候，代表你活出這些品質，你就有所前進與成長。

當你擁有這些好的品質，可以在混亂的狀態裡找到一線生路，如同你正在經驗某些棘手的事件。例如：處理不和諧的人際關係、解決負債等問題，**如果你能夠靜下心**

下心來，好好地面對這些問題，確認要如何階段性地處理，你的心中就會升起平靜的感受，雖然問題沒辦法馬上解決，但是心中有了踏實穩定的感受。

如果工作不順或者是各方面不順的情況，工作上的專業形象很重要，如果同時來面試的有兩個人，一個心緒浮躁的人與一個沉著穩重的人，比較沉著穩重的那個朋友，得到工作的機會就會比其他人高很多。浮躁的氣質象徵的是他內在的能量比較不穩定，穩定沉著的人心中比較多寧靜的品質，大多數的人可以很容易體會我所談到的，寧靜與好的品質息息相連。

寧靜的品質容易與愛、信任、勇氣這樣的品質連結，一般人容易因為繁瑣的人生，使人感受浮躁的能量；擁有寧靜品質的人，相對來說在他的人生當中會擁有比較多好的機會，容易經驗到成功，而在外在的特質上，容易使人感覺到穩定與寧靜，機會也比一般人來得更多。這些機會大多都是好的居多，機會多、成長的速度更快速，這就是成為純粹寧靜的品質，容易遇見提升生命的機會。

從個案中我看到很多人的轉變，一個在婚姻中處處忍耐，為家庭付出而失去自己的人，經過菩薩幾年的陪伴，逐漸變得漂亮、有自信，懂得奉獻與付出而不失去自己，在這樣的品質之下，沒有做任何整型手術，卻變得更漂亮。這就像有些人，平時有念心經，念佛經、靜心的習慣，即使沒有擦任何保養品，面容依然好看、美麗。

活出寧靜品質，會影響到整個人的氣質與氛圍，周圍吸引而來的也都是對的人、事、物。

幾年前，有個媽媽來座談會，當時蓬頭垢面、面色蠟黃，帶副銀框眼鏡的她，說自己的丈夫在外面可能有第三者。當天菩薩建議她改變外型，試著整理頭髮與外型，保養自己，為自己買衣服，多愛自己一點，並約好一個月後再見。

這個媽媽希望把最好的留給她先生與孩子，忽略到先生需要的不是在家裡照顧一家大小的傭人，而是在身邊的太太。不一定要多纖細、多美麗，至少會為自己付出的女人，如果可以照顧家庭更美好。

她開始尋求協助時，別的老師告訴她要自省、要忍受，卻沒有人告訴她要內在與外表同時成長。如果她的先生發現，她總是蓬頭垢面在家念著佛經，他不會認為佛經對太太本身有任何正面幫助。念經可能有一部分的法喜，可是那段過程並沒有真正地改變發生。

一個月之後，她與先生的關係慢慢恢復。之前她忘記自己給別人的感覺，就猶如一面鏡子，然而心情轉變之後，先生看她的感覺，送她的禮物也不一樣了。這個媽媽生活重心依然在孩子身上，她帶孩子去學習，但她越來越快樂，懂得讓自己變得更好，讓自己成長與改變。**改變內在與外在的品質之後，讓她經驗更好的品質，了解到自己也可以越來越好**。

靜心沉思

如果你能夠靜下心來，
好好地面對遇到的棘手問題，確認要如何階段性地處理，
雖然問題沒辦法馬上解決，但是心中有了踏實穩定的感受。

與自己的內在溝通

首先，打坐調整呼吸，讓自己的身心慢慢靜下來。在這樣的過程當中，我察覺出這段時間忽略了照顧自己……

在本書截稿前，我有好幾個朋友突然生病。這陣子許多人身體急速變化，平常身體看起來還好，天氣一變化，健康就容易發生問題。

幾天前我的甲狀腺腫大，吞嚥困難，冷靜思考後，我決定好好地跟我的內在溝通。首先，打坐調整呼吸，讓自己的身心慢慢靜下來。在這樣的過程當中，我察覺出這段時間忽略了照顧自己，所以決定要開始專注地靜心，好好感受身體哪裡出現了問題。

隨著平穩的呼吸，身體與心靈逐漸安定下來，我慢慢用「氣」去探測自己的身體哪裡「卡住」了。因而發現有些部位因為熬夜與壓力造成勞損，在將近一個小時的調息，讓身體回到比較安穩的狀態。我跟出問題的部位溝通，包含甲狀腺、肝膽和腸胃，我告訴我的器官：「在這段時間，因為壓力沒有讓你們好好休息，我願意好好地對待你們，希望你們可以慢慢地消除發炎的狀態，真的很感恩與感謝你們為了我的付出。」

在緩慢的呼吸中，我進入到類似睡眠的狀態，身體很自然地放鬆，腫脹的喉嚨慢慢得到舒緩，在吞嚥時疼痛與異物感便消除了。我很感謝與內在溝通時，身體與心靈進入合一的狀態，慢慢得到修復。這些功力絕非要等到生病才學，而是在一般時候就要勤加練習靜心的功夫，不要臨時抱佛腳，我很感恩因為菩薩的幫忙，讓我練就這一身功夫。

疾病與內在深深相連

從疾病裡可以看到身體對生命的渴望，就像人們會感到飢餓，在疾病裡可以看到身體開始出現匱乏。簡單來說，貧血的人身體裡可能缺乏鐵質或其他營養素。除了身體所需的養分，情感、情緒等內在的養分，兩者缺一不可。當某部分開始缺乏或是有負面情緒侵入器官，往往會產生所謂的病變。

就像樹木，吸收到不對的東西時，會慢慢地枯萎、老化，所以當你吃著健康的純淨食物，同時需要搭配正面的情緒來協助你，這是非常重要的。生命的養分不光透過食物本身而已，當你今天經歷很多的成長蛻變與學習，例如聽了正面的演講或閱讀很有意義的書籍的時候，在那個同時，你的身體器官同樣接受正面能量的吸收，你會有一種滿足的感覺，如同人們吃到甜食特別容易感到幸福與滿足一般。

當這些東西開始一點一滴從生命中失去，你不在乎所吃進的東西品質，不在乎身邊所帶給你的情緒，你跟人之間產生的情感是否正面。此時，生命逐漸匱乏，久了就生病、枯萎了。

我們拜拜祈禱的時候常會焚香，身懷恭敬的心與正面情緒。當你走進寧靜的佛寺，這裡的香火很興旺，走進去的人帶著虔誠的心，就形成寧靜的品質，這個品質就是改變我們生命裡匱乏與枯萎最好的補品與正面的能量，可以幫助改善身體的疾病與匱乏的狀態。

在中醫的觀念裡，生命需要活得有尊嚴的長壽，如要遠離疾病，必須修身養性，養你的性格與個性。**性格會決定你是否健康，就像喜、怒、哀、樂，四種情緒本身都影響著身體**，例如：喜則攻心，為什麼會說樂極生悲，太過於開心，長期處在亢奮、興奮狀態，對心臟是有影響的。適度的按摩與運動可以改善身體，這裡談論的不是過度的激烈運動。武打選手、拳擊選手，身體吸收很多的壓力，以及過度的練習，使他們的肌肉線條看起來非常漂亮，但是平均壽命比一般人短很多。

在情緒層面，我們身體裡面需要幸福與滿足的感覺，這可以協助身體得到能量。恐懼累積久了會形成無形的負能量，對身體健康有負面影響。

生活中如何轉化？

首先要增加讓自身平靜與寧靜的時間，例如到安靜的佛寺或教堂禮拜與祈禱，在這過程當中可以獲得巨大的無形能量，修復與轉化心靈。

生命無常的變化有很多種，即便你好好地照顧身體，在你的生命當中都存在著必要的約會，當時間到了，你就會與他相見。例如你一生都很注重飲食與情緒，很照顧自己，可是你還是生病了。這是老天爺安排給你的，可能是你生命中最後的伴侶。

我曾經遇過很知名的企業家，一生風光，在世人眼中很了不起。在生活當中卻跟孩子不親，孩子對他很尊敬，但完全不了解父親這個人。

透過他人介紹，我見到了這位企業家，當時已經病得非常嚴重。有知名的中醫為他成立一個醫療團隊，加上西醫一起看診治療；但是他的兒子、女兒都不知道怎麼跟爸爸相處，孩子們回到家裡便各自回到房間。菩薩希望所有的家人都到場，兒子和女兒在那一刻開始敞開心房，彼此說出內心話，那一次他們終於了解爸爸有多麼愛他們；雖然疾病仍沒有痊癒，但最後一刻與子女愛的連結是很強大的。

那一刻可以很深地明白他們與爸爸之間的愛，**我們沒有辦法控制無常的變化，但卻可以創造出生命中無限愛的延伸，讓人與人之間不再有遺憾產生。**

如何接受死亡？

面對生命的終點——死亡，大部分的人帶著恐懼、擔憂與無奈，該怎麼去接受？

我們這一生一定要有很重要的事情得去做，首先的目標是如何改變生活本身，改善生活、改善壓力、改善關係，努力使人生身處在幸福與滿足的頻率當中。

當某部分開始走向負分的時候，必須透過一些法則幫助它恢復豐盛的狀態。與其討論如何接受死亡這件事情，最大的關鍵點是來自於在每一段關係裡，都要產生愛的頻率。生活、關係、金錢與所有的一切，都能產生愛的頻率時，問題就不那麼大了。

在這八、九年之間的個案，還有很珍貴的情感，包含一些離去的朋友，死亡存在不定數，我們無法預料哪一刻他們會離開。**當他們離開的時候，我們要怎麼接受，如何把這份愛與精神留在自己的心中，是很重要的一件事情。**包含我們自己，如何討論離開與離去，**當你準備好離開這個世界的時候，你的生命就能獲得一份確定與勇氣。**

每個人的生活都是前進式，你有不同階段的事情要去完成，可是我們也要做好隨時都可能離開的準備。當你離開的時候，有些計畫可不可以繼續進行，能否繼續完成？

這裡討論的不單是文字的敘述，而是一個生命的課程。我們要做好隨時離開的準備。當你準備好了，才能無後顧之憂地去完成每一件事情。如果你身為父母，你要學會的不是讓你的孩子時時刻刻都得到保護，而是讓他有勇氣去面對自己的人生，當你離去的時候，他還能繼續在他自己的人生走下去。

當你做好離去的準備，在每一刻都存在的這股精神，很多事物不存在遺憾，而很多關係也會得到改善。

如果從前生活比較苦，現今有比較多能力給予孩子，你會毫不猶豫給他很多生活物質上的滿足，卻忽略孩子正在失去某部分的生存能力。如果你隨時可能離開，當你離開後，你可以留下什麼東西給孩子並不是最重要的，而是你的孩子有沒有辦法面對你的離開。我們如何創造生命中的智慧？例如教養孩子、面對父母、照顧父母，你都必須想到解答並做好準備。

首先，必須先照顧好自己的身體健康，才有辦法照顧父母的生活與他們的健康。

在根源裡面，我們必須做好隨時都可能會離開世間的準備，所以你在付出的每個當下就會創造一種精神，精神本身會與愛非常貼近，在這個精神底下，做的每個行動跟付出的時候，家人就可以感受得到。

靜心沉思

生命的養分不光透過食物本身而已，
當你今天經歷很多的成長蛻變與學習，
在那個同時，你的身體器官同樣接受正面能量的吸收，你會有一種滿足的感覺。

在宇宙之間，有一種自然的定律存在，
我們需要尊重每一個生命、每一份意願。

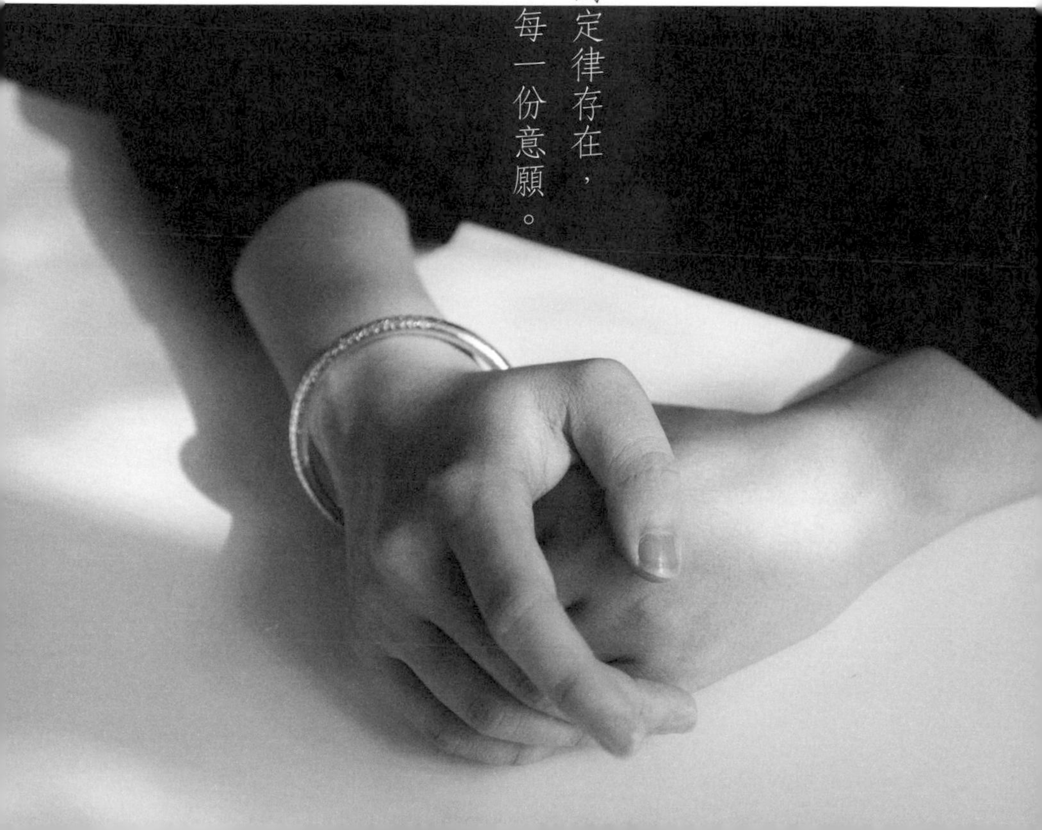

第二章

相信緣分的力量

你要相信，一個人來到你的生命中，是因為緣分使你們緊緊相連。

隱身在都市的桃花源

美的地方非常多，但這些景色畢竟無法帶走。唯一能伴隨你的，是這個地方所帶給你的記憶，只有這些美好的記憶與感覺能陪伴你走過生命。

在忙碌的城市裡，努力適應生活變化的我們，總是在忙碌過後才發現，自己原來已經累到不成人形了。

我的年紀和外貌，與許多心靈導師或命理師相比，顯得年輕稚嫩。好奇與嘗試，是許多人認識我的第一步，通常他們都要經過驗證，才會願意真正地相信我這個年輕的神譯者。

每個月菩薩都有一場公開的座談會，活動當中我會傳遞菩薩的訊息，並讓參加者諮商生命的問題。也有不定期的靜心活動，透過引導與練習，使人的心安定、平穩，自然面對生命的問題，會有新的看法與視角。

尋找隱身的桃花源

出版第一本書時，我曾經歷許多同行的排擠與針對，菩薩告訴我：「你太年輕才會經歷這一切，人生不會一帆風順，總要經歷過波折才會成長」。學會低調是第一本書教會我的功課，開始積極學習進修各式各樣的課程，如此才能夠貼近並感受個案的心，協助處理人們心中的問題，懂得在翻譯伽藍菩薩的訊息之下，用不同的視角面對與處理問題。這樣幫助了很多人，也讓我感受到幸福。

透過菩薩的安排，座談會場地承租在台北市，交通方便。在這忙碌的城市，人們可以在座談會中好好地歇息沉澱，這就是菩薩與我的初心。**懵懵懂懂的人生，依然可以找到一盞明燈**。這是我對伽藍菩薩的第一份認識，獲得一股提升、安定心靈的力量。

千篇一律的心靈文章，是無法解救許多人的生命問題的。不是因為沒有解答，而是人們看不下去。所以好好地寫一本書，分享個案與人生經驗，便是我的大功課，來來回回地修改，讓我陷入更深的思考。

「當你戴著耳機，聽著寧靜的音樂，是否覺得眼前的事物變得不同了呢？」對的，桃花源是要靠感受發現的，尤其是正處於人生大考驗的朋友，你正在面臨家庭暴力、情緒激動等問題時，你的腦袋與心靈堆積許多人給的暴力能量，它需要被釋放與淨化。

座談會，是為了協助解決問題的活動，在這裡你可以解開心中的疑問。當然如果不好好地面對跟處理，這些問題也會重複回來找你。

人的心靈是個很複雜的世界，有好的也有壞的記憶，如何讓那些壞的記憶成就出更好的生命記憶，這是我們的大功課。許多人喜歡旅遊，美的地方非常多，但這些景色畢竟無法被帶走。唯一能伴隨你的，是這個地方所帶給你的記憶，只有這些美好的記憶與感覺能陪伴你走過生命。

八年的諮商過程，使我更加相信，座談會需要有更好的營造，為眾人打造一個心靈棲息的地方，當大家來到這個地方，心靈就會得到休息與安定。或許在你還沒踏進來之前，心靈正在流著眼淚，但在這裡眼淚會滋養你的心，你會擦乾眼淚，得到解決問題的勇氣與力量。

祝福是對準備好面對生命的人最大的助力，這幾年接受菩薩加持祝福的人超過幾千人次，走走停停的人生，我們為來的人祝福著。菩薩座談會便是一個充滿神的祝福與祝願的地方。

座談會之前你需要準備什麼？

在來之前，我希望大家準備好要問的問題，如果你的人生很混亂，你需要先學會整理自己，思考到底想要釐清什麼問題。

曾有一位個案，是一位三十幾歲的女性，在這幾年當中遭受到許多家庭暴力，說話談吐可以明顯感覺到她的教育程度不低。她擁有很好的學歷，但是在婚姻生活當中遇到了大麻煩。第一次來到座談會時，她跟隨著菩薩的靜心法，使心慢慢沉澱、安定，她告訴我：「這是我第一次感覺自己的心在呼吸。」在長期家暴的環境當中，她的心不但封閉也失去感知的能力，「心死了」這句話可以很準確地描繪當時她的心靈狀態。

在座談會當中，我耐心聆聽每一個人的問題，輪到她舉手發問時，我記得她問我：「接下來的人生，我該怎麼辦？」

我在聆聽菩薩的回答時，有時會需要閉起眼睛好好感受，有時眼睛張開著就能完全接受到菩薩所要傳遞的訊息。這一次我閉著眼睛仔細聆聽菩薩的回答，「她受到許多不公平的對待，這是她想要選擇的人生嗎？」

我如實轉達，這話是對她的心說的。一個教育程度非常高的女子，在她人生的初始階段，透過自身的努力達到自己想要的學歷與學習，在看似非常順利的人生當中，出現了前所未有棘手的問題，就是「家庭暴力」。當天的回答，或許是有所經歷的人才能在當下同時感知到，我所要傳達的關心。

座談會是一個很奇妙的地方，具有足夠人生經歷的人，便能聽到菩薩給予的每一份提醒；但在一般人耳中，只不過是一句簡單的問候或是疑問句而已。她的眼中閃著淚光，進入很深的思考，「如果這不是我要的人生，我為什麼還要將未來託付給他？」

等座談會結束之後，她走到我身旁，詢問我：「這段婚姻還要繼續下去嗎？」

「無論如何選擇，先分開才能讓彼此重新感受你們的關係。」我的話中還有另外一層解釋，我想告訴她無論愛不愛他，現在的關係已經讓彼此無法呼吸，走向了恐懼與傷害。

「**離開這段關係，你才會重新找回自我的價值**。在我面前的你，是一個受虐的女生，而不是真實的你，因為你的身體跟心都受傷了。」當你成為「受虐的婦女」這個角色，而另一半成為「施暴者」時，要挽回婚姻是很困難的。雙方關係必須先歸零，才會有重新創造的可能。當然也有許多朋友在持續忍受的狀態，但使你的人生永遠在這樣的角色關係當中是很可惜的，因為你仍有更好的人生可以去體驗。

所有的事件，菩薩都秉持著「事緩則圓」的理念在處理著，唯有傷害事件，菩薩希望可以趁早解決，所以**學習如何放手，就是大功課**。有時不是對方不放手，而是你捨不得放，兩人之間的情分與感情，使你躊躇不前；但不要走到最難堪時再來談分手，提早結束可以使我們有重新選擇的機會。

這個女生花了一年的時間，好好地處理婚姻問題。當簽了離婚協議書一個禮拜後，男方後悔了，但女方已經奔向新的人生。那些曾經躊躇不前的感受，早已被拋之遠去。她現在重新回到職場工作，正在享受已經遠離她十年的快樂。

靜心沉思

人的心靈是個很複雜的世界，有好的也有壞的記憶，如何讓那些壞的記憶成就出更好的生命記憶，這是我們的大功課。

知易行難，人生就是知覺的遊戲

在生命過程中，認真地活在當下，充分地感受喜怒哀樂，對於別人的批評，能夠包容並且祝福。

「人生在面對某些選擇時，就像是一場戰爭般，可我們為誰而戰呢？」

這八年當中，鼓勵人們面對自己所不想面對的事情時，最常說：「拿出有如戰鬥一般的勇氣」；但大多數的人只聽自己想聽的，在這樣的情況下，沒有真正正確的答案，只有「你能否為自己的人生負責」這個選項。這短短幾句話，卻是影響我這七、八年來，能夠放下的關鍵。在不想改變的人耳裡，再多的建言都只是虛妄的詞彙，而在想要改變的人耳中，這些建言則是金玉良言，記在心裡時常溫習著。

淨化療癒過往人生

生命本身原不需要療癒，只有在受過創傷時，才會有需要療癒的渴望。我們的心知道這一切需要被淨化，但是有勇氣去面對、願意去做的會有幾人？

這個世界上千千萬萬的人，都曾經受傷過；但在現實世界中，仍有少部分的人對於創傷免疫，因為他們對生命中的創傷，大多選擇逃避不處理。而這些朋友，對他人的同理心就會比較少，或可以說是沒有感覺。充分感受負面情緒可幫你產生同理心，同時可以使你在「人」的世界當中，真正能夠修行。

有些問題非常深奧，但簡單來說，就是在生命過程中，**認真地活在當下，充分地感受喜怒哀樂，對於別人的批評，能夠包容並且祝福**。這一段文字，涵蓋上百萬的身心靈課程之中的精髓。如果你還看不懂，可能是還沒有到可以領悟的階段。

恩惠，一位非常漂亮的二十七歲女生，言談中有一份稚氣。她是人生的勝利組，總有很多的好朋友陪伴她，從小到大都是眾人的焦點，學業與工作也算很不錯，偏偏恩惠老是沒自信，覺得自己總比別人還要差一點。

第一次與恩惠見面時，我即看見她的不自信，我問她：「你想要找到怎麼樣才能幸福的答案嗎？」、「我想知道，但我也害怕這個答案，說不上來的恐懼。」

我給了恩惠一個微笑，但恩惠的眼神是迴避的，「我從你眼中，看見你心中對自己的不自信。我知道你需要的是，找到能讓你放鬆跟開心的人。」

「我是一個不放鬆、不開心的人嗎？」恩惠反問。

「你總需要外在能帶給你開心的人，害怕一個人的寂寞，但在人前你的確是緊繃、不放鬆的。」我請她將眼睛閉起來，跟隨著我的引導，透過數息法（一種專注的呼吸方式。每個吸氣、吐氣循環計數一次，只有呼氣時才計數，由一數到十完成呼吸循環後，再回到一重新計數）幫助身體放鬆，進入安定的狀態。

數息的方法，對人們有著很大的幫助，這也是一個人能夠安定的基礎，透過安定與專注地呼吸，在這呼吸之間可以幫助人心安定，靜靜地告訴自己，**療癒不會有盡頭，當我們不斷地領悟可以使心不再疼痛**。

大多的人會感到不自信的關鍵，是因為心中有許多煩躁，心中有很多的問題沒有找到解答。在短暫的數息呼吸後，恩惠進入平靜的狀態，我邀請她回想從小到大的人生當中，最讓她印象深刻的男孩是誰？

「我的前男友李浩。」

「他是一個怎麼樣的男孩？」

「他的眼睛小小的，話不多但很風趣，總會說一些讓我很開心的話。」

從恩惠的眼神與表達的肢體當中，可以知道這個男孩帶給她很多快樂與自信。

「但我們最後還是分手了。」

「你相信嗎？這個男孩不是最後給你幸福的，但是他的出現，是要教會你找回讓自己幸福的能力。」

恩惠的眼淚一滴滴掉下來，「每一次想到他都讓我很難過，我覺得我們會這樣都是我害的」，她摀著臉難過地哭了。我遞上面紙，仍然給予帶著微笑的目光。

「這是最後一次，因為不了解而為這件事情難過了。」

「恩惠你相不相信在這個世界會有一個更大的安排存在，例如你會突然想講任何話、做任何事情，而這個決定讓你改變了你的生活。」

「我相信，我覺得很多時候、很多事情都沒辦法控制，發生不好的事情時，都會有人來幫助我，就像是今天會遇到你一樣。我反覆想到這件事情時，會一直哭不停。雲深，我跟他還會不會有機會？如果沒有的話我也不會強求。」

「我能感覺到，你們的緣分已經盡了，但是李浩出現在你的人生，是要你找回自信，所以他在你身旁的時候，對許多事物總能以幽默的角度切入。」

「可是雲深，自從我跟他分手之後，我的生活好像失去重心，不想吃飯、上班，很多時候都心不在焉。」

「在你還沒搞懂為什麼會一直難過之前，我想要說的是，你的純真會帶領你走過這一切，你是一個很單純的女孩，老天爺不會讓你難過太久的。」

這一段話在她的心中迴盪了許久，突然被點醒她是一個「純真」的女孩，這一份純真是陪伴她多年不曾離開的內在品質，願讀者在此個案中，也能一起喚醒自己的這一股力量。

此時我引導她，「我們心中總有許多小劇場，上演著一齣又一齣不屬於對方與自己的故事，人已經離開了，但心中仍有一個假想的他活在你心中，現在流下的淚水，是寂寞的產物。」

恩惠靜靜地擦乾淚水，「我懂了。」

我給予恩惠一個祝福的擁抱，告訴她：「你要記得無論如何，你的純真會給予你許多的貴人與愛。」

時間過了半年，恩惠依然是一個人生活著，但偶爾我會收到她的訊息，告訴我她最近所遇到的人、事、物，一個人也過得很好，再也不會胡思亂想，接下來的生活也找到了重心。

我也在這本書當中，祝福恩惠能在未來的人生裡，找到可以珍惜她的男人。療癒不會有盡頭，當我們不斷地領悟，可以使心不再疼痛。

十年一刻的淬鍊

對我來說寫書就是把我所經歷的個案，以及處理時的心情點滴，簡單地記錄下來。當我將它們寫出來時，如同賦予它甦醒的能力，使這些故事能被人們看見，讓這些療癒過的心靈故事，再一次療癒正在閱讀的你。

不曾感受到安慰與祝福的朋友們，這一段文字是為你們存在的。有許多朋友羨慕著外在好看、光鮮亮麗的人，總覺得自己不夠好，才會得不到愛。親愛的你，閱讀這本書會讓你懂得如何好好愛自己的心靈。透過這本用心靈淬鍊的文字，療癒你的心靈，告訴你在這個世界上，所有人都不了解你時，還有我為你寫這一本書，給予你強大的祝福與陪伴。

不知不覺從事靈性療癒的工作，已進入第十年。十年一刻，這一刻特別值得紀念，因為我用十年的時間，體會了生老病死、愛恨情仇的每個環節，這裡的每一個故事，都使我重新對愛有不同的定義。

「在所有一切的背後存在著一份強烈的愛，但在生命這條路上，我們會遇見不夠成熟的人，所以才有了無數的傷害。仔細看，在這一切的背後仍有一份愛的呼喚，使你重生，使你蛻變，使你茁壯。」

能夠斷離傷害的關鍵，就是懂得忘了「你我」，這是我用十年的時間學會的。曾有一位大師說過：「所有的問題都是知覺的問題，如果我們沒有了知覺，問題就不存在了。」

許多人開始靜坐學習靈性的知識，慢慢地心靈變得更加敏感，情緒也一樣容易受到外在的一切波動，所以我遇見許多人走入靈性修行之後，變得神經質，隨便一句話、無心的一個動作，都能無限放大解釋，最後心靈就受傷了。人們如果能早點領悟，**生命的每一個問題，不僅僅是知覺的遊戲，而是有更強大的意義存在。**

「知覺的遊戲」之所以可以解脫，最大的關鍵是**相信生命的每一份安排，都有其存在的意義與必要性**，如果我們遇到的每個問題，都是一定要發生在你身上的，那麼當你能夠臣服所有的安排，便能得到心靈自由的力量，並且喚醒內在領悟的能力。

靜心沉思

在生命這條路上，我們會遇見不夠成熟的人，所以才有了無數的傷害。
仔細看，在這一切的背後仍有一份愛的呼喚，
使你重生，使你蛻變，使你茁壯。

誰是你的生命導師

在這個大環境當中，也有許多朋友嚮往著成為生命導師，那首先要做的就是增加自己的善磁場……

每個人都想要找尋自己生命的答案，如何做才是正確的？

在你過去的人生，透過宗教修行或許可以帶領你進入寧靜與安定的品質中。隨著生命的變化，你想要明白的事物越來越多，**我們透過人生的修行提升外在與內在的品質**。所謂外在包含金錢、外表、關係的圓滿，而內在的修行就是擁有寧靜安定的品質，可以在這個充滿著急躁混亂的大環境當中，學會如何自處面對。

生命如同一股「氣」

我們可以輕易地感受到身邊人的氣場，當你親近某些人時，會讓你心情安定平穩，但也可能靠近某些人時會讓你莫名焦躁不安，那就是一個人所散發出來的氣場。而修行就是在談「氣」的管理與營造，如何提升自身的氣場是這個章節的主題。

我們需要檢驗自己的氣場，在你現在的人生當中是安定的心情，還是充滿著混亂的心情，而心情往往是影響氣的關鍵。

在現今社會，有許多門派與修行的團體，透過集體的氣場營造氛圍；但如果失去了初心，這股氣場還是混亂的。當你進入一個門派，使你的心更加清明、安定，你的氣場就會越來越清澈與安定，這股氣場就存藏在你的胸口。許多人在接觸傳統宗教的修行與印度靈修之後，能透過僻靜的環境，學習如何跟自己相處，學習印度經典的哲學，在這樣的環境之中，你的心可以深入觸碰自己的靈魂，找尋到內在心靈的答案。

在傳統的道家修行當中，胸口的這一股氣場，稱之為「真氣」。當你的心靈沉靜，透過安定的靜坐與修行的方法，會將自己胸口的這一道真氣，一層又一層地往丹田輸送，在這個過程當中，你的精氣神將會越來越安定。

我曾受過一位丹青派的上師指點，在輸送真氣的過程，我們稱之為「煉丹」，用氣場聚集成丹藥，會使你的健康與身心越來越好。此時我們腦內的多巴胺與血清素會穩定提升，使你的身心進入非常寧靜的狀態之中；而其中最大的體驗，就是依身體安定的程度，可以讓心中有更多的領悟產生。**當你經歷了許多事物，你的心會保持著開放，面對事物會有更多的包容與慈悲。**

這些過程不單單只有道家的方法可以達到，只要你認真修行，都可以有一樣的感受。透過念經、祈禱、禪修等法門，讓你真正入心的那一刻，你的真氣就會進入你的丹田，這無法用文字精準描述清楚。當你願意用你的心，去感受這些靜心過程時，這些需要透過累積所到達的生命經驗，就會進入你的身體裡面。

何謂自我修行準則？首先，必須是簡單的、不受外界干擾，修行的法門本該清淨，不應該有過多是非。其次，便是老天爺的旨意。許多人一開始修行就認為自己有天命，這應由老天爺親自告知，使這些靈性的世界在你的生命當中落實。

如何看見生命的導師

在你的生命當中，每一位生命導師會以不同的形式存在四周；但多數人希望最好有一個跟上天最接近的人來到生命裡，幫助我們提升品質與解答疑惑。

覺醒，是使你可以認出幫助你的人的最佳方法。如何覺醒？就是你的心靈需要安定，你才能夠親近一個使你的心更加安定的人；而生命的導師能夠帶給你生命更多的安定，使你的心靈有真正的寄託。

在這個大環境當中，也有許多朋友嚮往著成為生命導師，首先要做的就是增加自己的善磁場，需要累積生命的智慧才能夠成為幫助別人提升的老師，你的氣場需要大到可以安定其他人的心。真正的導師是遇見心中菩薩的人，而我們都能夠成為自己的生命導師，當你說的話可以祝福著周圍的人，同時能夠感受這股強大的善磁場。在這股力量擴大的過程當中，就會形成一股巨大的加持力量。所有的上師就做這樣的事情，他們可以遇見這樣的善磁場，而你也可以。

「一句好話就能加持一個眾生，跟一萬個眾生說好話，就能創造無限的善磁場。」這股力量會反饋到你的生命，成為突破難關的關鍵。

靜心沉思

真正的導師是遇見心中菩薩的人，而我們都能夠成為自己的生命導師。

生命覺醒，活出新人生

每個人的人生，有著不同的定義；而每天認真觀看自己，可以從中認識真正的自己。

一九九〇年起，靈性翻譯者陸續誕生，當時也出現這一類相關書籍的發表。而定義這個時代的人，具有高感知的能力。隨著時代變化，吸收知識越多，人們的心也更加敏感，更在乎公平與高生命的精神品質。

我是這個年代出生的孩子，能夠理解這時代所帶來的諸多問題。例如：上一代的教育方式讓這些孩子感到不適應，他們因此被定義成一種疾病或被歸類為問題兒童。千禧年之後出生的孩子則是更加敏感，他們擁有著更高的感知能力，可以感受到父母之間細微的情緒，相對來說在這個時代亞斯伯格症的孩子、過動兒等等的問題也越來越多。

每個人的人生，有著不同的定義。定義不同，人生自然不同，這是我真實的寫照。

在這七、八年的諮商過程，我幫助過許多孩子可以依照自己原本的模樣成長，也就是說大人才是這一切的關鍵，我們不能再用當年的教導方式來對待孩子，我們需要感覺自己的孩子，陪伴他成長與改變。

幾年前，我遇過一個讓我印象非常深的孩子，他無法理解大人的世界，於是選擇沉默。在醫學的診斷上，他是一個有表達問題及社交障礙的男孩，在一次的個案當中，我閉起眼睛靜靜地詢問菩薩，這個孩子究竟有什麼問題？

「這個孩子是一個天才，具有很高的學習力，但需要家人保持開放的教學態度。」

我如實轉達菩薩的話，他的父母無法相信這個孩子有我口中所說的這些天分。我請他們相信我，同時我為這個孩子做靈性的溝通。

我閉上眼睛，靜靜地切換到孩子的頻率當中，請他的靈性允許展現他的才華，允許他用更開放的態度來面對人生。這是個簡單的儀式，在儀式之後沒多久，這個孩子願意在陌生的環境說話並與周圍的孩子交流。

那次之後，這對父母每一年兒童節都會寫電子郵件給我，讓我知曉小男孩這一年的近況。半年後，有一對外國姐弟也有著類似狀況，透過菩薩的幫忙，也改善了他們的問題，讓孩子們得以與陌生人相處沒有困擾。

我非常感謝菩薩，這一路以來運用這樣的能力，幫助許多相同狀況的孩子。

心念引動這個世代

高度敏銳的時代當中，我們的心念造就千千萬萬的問題，「想著想著，事情就這樣發生了。」

不管想好的、想壞的，都容易在我們的人生中發酵，這是這個時代所帶來的祝福。

我們的心念決定了將用什麼樣的形式來面對這個宇宙大環境，我們彼此互相牽引，如同網狀的交織狀態。

相對來說，掌握這個信念的人就是影響世界的關鍵人物。大多數的人活在抱怨當中，無法從負面能量的人生中解脫出來；但是有少數的人懂得「心念鎖定」，這個心念看似是一種執著，準確來說是一個好的堅持。

我們必須鎖定一個方向或是目的地，來面對我們的人生。當你鎖定目標之後，你的人生會如同線性的狀態，可以從出發直線地前往目的地，但大多數的人意志力薄弱，反覆修改目的地，迂迴前進的結果，往往浪費大半人生。

大多數的人在迷惘「你為何而來？」這樣的人生問題時，生活也有不少瑣事正在打擾著他。覺醒象徵著可以清楚看見自己的目的地，而絕大多數的人想要從不快樂的人生走向快樂。

你為何不快樂？以負債作為不快樂的源頭來舉例說明，你需要有足夠的信念相信「你承擔了多少的負債，就有能力償還多少的負債。」

有些人一出生就開始面對負債，這些負債不是因為他而產生，是父母親所帶給他的。他們埋怨著這樣的人生是否為業力所致，但你現在需要了解的是，你的業就是你能夠從中得到蛻變成長的功課，請相信若無法使你蛻變成長的事情，是不會出現在你的人生當中的。

有了這觀念之後，你的人生就有翻轉的力量。這些年有許多人沒辦法好好地調整自己的人生，於是菩薩安排僻靜會的課程，讓人在足夠的靜心了悟之下，重新調整自己的信念，讓心念得以在僻靜會的安定狀態下，好好得到轉換。

當你走進身心靈的領域，象徵著自己有部分是沒自信的，試圖尋找可以讓自己得到自信的方法，於是走過許多地方之後遇見了菩薩與我。

幾年前我曾回答一位個案，是位想要找回自信的朋友，我說：「這個世界上不僅僅只有你對自己的外貌沒自信，多數人都和你一樣，問題不在於鼻子挺或塌，而是你有沒有好好善用優勢。」

「大多數人往往只看到自己有缺陷不足的地方，其實只需要好好發展自己的優點。例如試著讓雙眼變得有神，可透過化妝或是保養，讓優點被看見，至於其他的缺點則可以透過不同的方式努力改善。」

最大的問題是你有沒有改變的動作，大多數人對自己不自信的地方，會願意尋求解決方式的人是極少數，而願意修改的都已進入改變的軌道當中。

我請她一起透過深入的靜心，請她觀想自己的模樣。

她說：「我想不起自己的模樣。」

因為你不曾仔細地觀看自己，每天好好地照鏡子就是大功課。每天認真觀看自己，可以從中認識真正的自己。我希望每一個人首先懂得欣賞自己的容貌，每個世代都有每個世代的主流長相，你只是需要找到你所適合的人。

我們總希望存款可以多一點、人際關係受歡迎一點，在諸多心念當中，貪念是我們最難掌控的部分，而解決這個問題的關鍵，就是「分享」。

擁有不難，但若你什麼都要，那麼在你生活中將經歷具有破壞力的事情。因為當貪念無止境地延伸，就會有麻煩的事情出現。這些貪念將會影響到什麼？

貪念會影響靈性品質，如愛、慈悲、信任等。每個人多少會有貪念，但要讓貪念是有限的，所以怎麼對貪念做治療跟調整，是我們要學習的。

當你從獨自擁有，變為與人分享時，這個貪念就會開始轉換。在你付出行動的時候，就開始轉化貪念。**懂得分享是對這件事情最大的幫助與轉換，我們都需要學會分享的方法。**不要太超過的貪念是被允許的。人非聖賢，孰能無過，每一個人都會犯錯，我們需要多一點時間，讓大家有機會可以轉變。

生命如何覺醒

每個人的生命擁有許多必須面對的課題，每個階段遇到的事情都不同，有的人經驗貧窮、關係的修復、愛與被愛、貪心與分享。不同階段所帶給你的領悟皆不同，而外在的事件，就是揭開你一層層不同的面紗，使你認識真實的自己，你將會透過這些事件遇見圓滿的自我，最終體驗自己是慈悲與愛的本體。

透過靜心的引導可以慢慢深入自己的內在，探索內在不同的情感，清理多餘的恐懼、悲傷等等情緒。在足夠力量的清理下，將會得到解脫的感受，不再背起那些使你沉重的一切，內在輕鬆了，外在也會跟著輕鬆。

學習呼吸是一件大功課，大多數的人呼吸急促，無法深入呼吸，在淺層的呼吸狀態下，身體大多是處在缺乏氧氣的狀態，人體會有疲累提不起勁的感受。

呼吸可以分成兩個階段，一次都以二十一個循環為準，第一個是胸腔的循環練習。

第一階段靜心呼吸：在吸氣時胸腔是慢慢隆起，腹腔往內縮，吐氣時胸腔慢慢降落，肚子慢慢挺出來。在第一階段靜心呼吸時，身體會慢慢地放鬆，大多的壓力與心事會在二十一次的呼吸時間，慢慢地釋放解脫，請保持做完二十一次循環，身體會將大量的情緒毒素排出體外。

做完第一次的靜心呼吸時，我建議先讓自己靜默五分鐘，再進入到第二階段的靜心呼吸。

第二階段靜心呼吸：在吸氣時肚子慢慢隆起，胸腔位置不改變，吐氣時肚子會慢慢凹陷。第二階段的靜心呼吸，會使人的腦波改變，身體與心靈進入到合一同步的狀態，就如同很深的睡眠一般。

覺醒象徵的是回到生命原本的視角，看得清楚自己，看得清楚外在。我們大多將焦點關注於外在事物的變化，當你進入足夠的寧靜與安定，覺醒會回到內在心念的觀點，你在乎的就不是表面的是非對錯，而是觀察心念的變化。你可以看見許多事物的演化過程，願你在此刻用這樣的觀點活出你的新人生。

靜心沉思

每個人的生命擁有許多必須面對的課題，每個階段遇到的事情都不同。你將會透過這些事件遇見圓滿的自己，你最終會體驗自己是慈悲與愛的本體。

緣分是誰帶來的

現代人擁有的物質非常豐沛，但心靈匱乏的程度是我們無法想像的。這些空虛孤獨的感受，常伴在你周圍朋友的心中，或者你的心裡也有這樣的感受。

這個世界有兩個元素是掌控緣分的力量，一是提升生命力量的「善」，另一份力量就是「苦」。

空虛與寂寞使我們的心封閉，在長期封閉的狀態之下，會生出無名的苦。這份苦會使你身邊縱使出現再多的人，都無法走進你的內心。現代人擁有的物質非常豐沛，但心靈匱乏的程度是我們無法想像的。這些空虛孤獨的感受，常伴在你周圍朋友的心中，或者你的心裡也有這樣的感受。

空虛寂寞總會在你獨處時侵襲你，在你最脆弱的時候，心中迴盪著：「接下來的日子我要怎麼做？我要怎麼過？」甚至是：「我為什麼要經歷這一切？我為什麼要來到這個世界？我為什麼出生在這個家庭？為什麼我要做這些？」未經理解的人生，會成為重複性的負面情感，存在你的心中，這就是「苦」的化身。

問題未被解決，總是一次又一次地來找你，這些苦沒有被好好咀嚼，你不知道它最後的滋味是如何？但，**苦未必是苦，或許是一份甘甜**。那些沒有被解開的疑問，遲早有一天我們要去面對，我們需要勇敢地去找答案，找一個使你能安逸、舒適的答案，或者是真相。

面對使你痛苦的一切

如何面對「苦」？諮商便是一個好方法。多年前，一位二十八歲情場失意的男子，人生經驗不多，高中畢業就出來工作。在工地的環境，大多的年長同事生活簡單，對人生沒有過多想法，以生活溫飽、家人平安為目標，但他不想如此過一輩子。這名男子透過看書認識了我，想要了解自己是否可以翻轉這樣的人生。

第一次看見他時，從他牙齒的顏色，我知道抽菸、喝酒、嚼檳榔，他應該沒有一樣不會。這些東西的侵蝕，已經使他的面貌產生了改變。

我問他：「你的人生是否想要改變？」

「我到現在都沒有遇到貴人提拔，回想的都是一些不快樂的事情。我很羨慕那些會讀書的人，很明顯就比我的人生高貴。」

「如果想要人生變得不同，那麼就改變生活模式，徹底拋棄掉菸酒與檳榔，並且把牙齒的污垢痕跡清洗乾淨。把臉上的痣去除掉，徹底改變運勢，並且培養運動習慣，把身體毒素排除掉。」

這是我第一次與他的會談，希望他真正戒除原來的習慣，我才能為他詢問菩薩如何改變他的人生。

兩個月後，他將所有我要他做的一切都順利完成了。第二次會談時，我問他人生有了什麼改變，他告訴我：「我覺得人緣變好了，比較多人在乎我的感受，可能身材變好、壞習慣都戒除，到一些交際場合，許多人想要主動認識我，整個人也變得更加有自信了。」

「你的苦已經消除，苦所帶來的緣分也跟著消除，接著伴隨的就是使你向上提升的緣分。」

如何消融生命中苦的緣分

菩薩認為在這個過程中，需要有很多讓心回歸自我的方法，例如：要經驗一些沒經驗過的事，讀平常不會讀的書，像是閱讀旅行的書、靜心的書、藝術類的書等等，這會讓你的專注力回到內在。

如果你以前擅長文字，那就將專注力放在風景圖片書上，可以透過許多美景、美圖，產生另一種思考模式與感受。專心地閱讀，會讓你開始找到生命的答案，如同給自己一段旅行。

在這些過程當中，可能會經驗到的旅行或從沒嘗試過的食物。你開始要讓直覺帶領你去做自己要做的事，也可能是來自內心的呼喊，有個聲音要牽引你去做些什麼，或者是你需要安靜下來，到一個只有大自然聲音的空間，沒有別人，只有自己。

所有的發生，一個純粹的發生，要從內在開始啟動，讓所有的過程回到自己本身。那包含一般人說的「愛自己」，在愛自己的過程中，你需要有一個只為你自己的純粹狀態發生，不為周圍所有的事情牽絆。這件事很重要，**當有純粹的發生時，你就會從孤獨的狀態走到下一個旅程——找尋自我的價值，找到你自己是誰，知道你自己是誰。**

孤單或寂寞是所有人都會遇到的問題，可是當你有自己的價值時，孤單或寂寞會變得純粹；你會看清楚這是純粹的欲望或者是你失去自我的價值，還是經驗到某一個創傷，正在讓你覺得自己被孤立。

你開始分清楚自己到底是誰，到底在經歷什麼。如果是我們講的第一種情況，純粹的孤獨引發內在很大很大的受傷或受創，這些傷害會讓你開始進行必要的療癒。比如說你的關係有沒有圓滿？是否開始有一些轉化？要不要努力？或者是內在的這個孤單要推展你走接下來的其他道路。

你將要經歷的，就是把所有的注意力放回到自我身上；當放回到自身之後，很多轉化就會開始發生，這些受傷與受苦的問題，自然會慢慢找到出口。

靜心沉思

那些沒有被解開的疑問，遲早有一天我們要去面對，

我們需要勇敢地去找答案，找一個使你能安逸、舒適的答案，或者是真相。

相信緣分

一個人來到你的生命中，是因為緣分使你們緊緊相連……

生命沒有真正的對錯，有的只是緣分累積的變化。生命有許多固定的約會，有的人需要體驗疾病、家庭關係的變化、宗教或是哲學，這千萬種人生的變化多端，都是緣分所帶來的。

那麼來到這裡，遇見菩薩的關鍵是什麼？你要相信，一個人來到你的生命中，是因為緣分使你們緊緊相連。

教育和傳統觀念深深地影響著每一個人。有些傳統觀念是正向的，有些是負向的。這個傳統觀念會再三出現在生命中，例如「人善被人欺，好心沒有好報」。當你開始相信這句話的時候，在生活當中它就會成為一個循環，你將會領悟到自己一直在經驗這件事情。

仔細觀察會發現，在生活中非常苦的人，他堅信自己百分之八十至九十都是負面的，貧窮、不快樂、婚姻破碎、各式各樣的缺乏；雖然在他的內心也有正向能量，只是還未體會過，比如說這世界上有很多無形的恩典會來幫助你，而這件事我們是否親身體驗過？

當你最需要幫忙的時候，會有人出現，並伸出雙手幫助。這是很值得思考的一件事情，如果你有此經驗，同時讓大腦接收更多好的情緒感知，並且花時間去經驗它；如果你在一個很負面的環境裡，已經不想再接觸它，想要跳脫、轉換與提升。我相信很多人在這樣的狀況下，他**必須讓自己走到那個環境裡面去感受，才會有覺醒的力量發生。**

舉個例子來說，曾有一位朋友相信大多人都是現實的，因為這一路走來，他沒有接受過任何人的幫助，加上工作的不順利，個性就越來越偏激，認為這個世界上沒有好人。

當他走到我面前時，我問他：「你想要轉變你的人生嗎？」

我拿了幾張照片給他看，讓他仔細比對這些人與自己的差別，我給他看的這些朋友，生活大多都很幸運，很容易感受到恩典，而他們擁有幾個共通點，第一個笑口常開，他們都使人感受到一種開心的感覺，而這位朋友臉上總是嚴肅的，我告訴他：「如果你的生命要改變，需要改一改你臉上習慣的表情，接著不要動不動就抱怨，因為這樣的負能量會吸引更多的負能量，一個幸運的人，不會常常抱怨自己的人生，反之一個倒霉的人，總是抱怨著自己的人生。」

這一席話，在他的生命當中產生了化學作用，他很認真地改變習慣，每一次見面，我都能感受到他一點一滴的變化，當然在這當中，我也為他與菩薩祈禱，希望他能快速轉運，在短短三個月時間內，開始有越來越多好事情發生，他接著告訴我：「我覺得自己已經是一個幸運的人了。」

如何讓自己變得快樂？

有些人在生活當中經驗到很多不快樂，或者我們稱之為失敗的事情；但是你怎麼讓自己離開不快樂，走到下一個階段？

來到座談會，或是有機會與菩薩做一對一個案，亦或是參加辟靜會的朋友，每個朋友面對菩薩的時間都是相同的，為什麼有的人可以得到幫助，有的人卻沒有得到改善？這裡面有更深一層值得去思考的，那就是我們**自身的努力**，畢竟老天爺不會放棄幫助任何一個人。

菩薩一直以來幫助了很多人，其中也包含一些在台灣或國際有名的企業家。他們請求菩薩協助的時候，都可以得到直接的幫助，比如在決策方面，菩薩會給他指出一個好的方向；但為什麼有些人來問工作，菩薩卻說這是你自己的功課。為什麼有如此的差別待遇？

最大的關鍵是，儘管他們並沒有想要靈性成長，可是他們經常做善事，我自己也這樣做，讓自己養成捐錢的習慣。在我們的生活中，如果你有一點閒錢，願意捐出去，它可以幫助到某個角落的人，當你有這個心，老天爺就會幫助你，我也相信，這些錢最終會到對的地方。

這些企業家也是相同的，他們一年可以賺相當大金額的錢，你會發現除了定期的大額捐款之外，也經常隨手捐個幾千塊給不同的慈善團體，這是他們的習慣；換作是我平常隨手捐款就是幾十塊、幾百塊地捐。我說的「習慣」並不是說每個人都得捐幾千塊才會有福報，而是願意「捨」。**我們在練習的是，在生命裡有一部分是要把它捨出去的，因為把它放在自己身上並不會讓我們更好**；可是，當你捨出去的時候，你的品質提升了，譬如你會更快樂一點，更好一點。就像陳樹菊女士，她就是有願意捨的心態，給我們做最好的模範。

有些人的人生是一直在製造牽掛跟煩惱，有些人則是願意在這件事情上面，不斷付出大量的努力。而人到最後，走向終點的這個過程，就是努力讓牽掛跟罣礙變少。

靜心沉思

我們在練習的是，在生命裡有一部分是要把它捨出去的，因為把它放在自己身上並不會讓我們更好。

善，是創造善緣的基石

你是否有行善的習慣？為自己的人生，做些善事，你需要開始親近善念的環境。

「我們會過得更好，是因為我們正在累積更多善念。」善，是一個令人感到溫和、無侵害的字，簡單卻充滿能量。**一份純善的念頭，可以溫暖與滋養這片大地與生命。**

每個個案人所要求的事情都不同，有的人想要改變外在的事物，有的人想要減低內在的痛苦；但在一切個案的最終，菩薩都會請他們為世界發出一份善念。願意為這份善念付出努力並開始實踐的朋友，我能看見他們的生命開始了全新的創造與改變。

善念與我們最根本的靈性緊緊相連，而付出善念的過程，就是真實的靈性道路。

當我們剛踏入靈性的路途時，你要決定是否將自己的生活推至較為高品質的方向，讓人生充滿和善的力量。如果你願意，這個想法會開始推動你前進；喚醒這一份意願，生命會有力量開始協助你，此時你可能會想，這是不是我在暗示你需要做一些改變呢？

親近善念

習慣，是造就自己人生最大的關鍵，而你是否有「行善」的習慣？為自己的人生，做些善事，你需要開始親近善念的環境。

寧靜的佛寺與教堂，擁有高品質安定的力量，會使你的心安定，這就是為你自己做的第一份善事。

曾有一位朋友聽了我的建議，到寧靜的佛寺做了虔誠的禮拜，看似平靜了，但心中的煩惱仍是沒有解決。他與我約了一次諮商，他是一個在演藝圈活躍的男藝人，做事與表現一直都是優秀的，人生正在道路上前進著，卻患有嚴重的憂鬱症。

但煩惱似乎才是覺醒的關鍵，開始要面對自己的人生到底發生了什麼問題，我記得他當時告訴我：「我不知道我存在於這個世界的意義是什麼？」一個受到萬千寵愛的藝人，不料內心竟是孤寂。

我邀請他跟我做一個對望靜心。彼此相對盤坐，在昏暗的空間進行，彼此的雙眼望著對方的左眼，在這個過程當中，左邊的眼睛是最深的潛意識，我們會從對方的眼中看見最脆弱的自己。

在對望的過程中，我請他專心地觀看，把呼吸調整到同步緩慢，他的心漸漸安定下來，也緩緩地敞開。這時我問他：「你曾經有來不及說抱歉的人嗎？你將我的左眼看成是他。」

他的眼眶泛淚，在他的人生當中，與摯愛的人產生了很大的誤會，經歷了極大的爭吵而互相怨懟。後來這一位朋友到了美國讀書，之後聽到對方因為意外而離開人世的消息。從那時開始，他變得更加封閉，更不喜歡與人對談交流。

「一句說不出的對不起，是心中最深的痛。」

我問了一句：「這個人是男孩吧！」

他默默點頭，靜靜地閉起眼睛，淚水不停落下，「我好後悔沒有把心裡的話告訴他，我也不知道他什麼時候離開的，最後一面也沒見到。」

「我想透過菩薩帶他到現場跟你溝通，你願意嗎？」

他深吸幾口氣之後，跟我點頭示意，讓我知道他已經準備好了。

在這個空間裡，有一股力量緩緩進入，他最摯愛的那位朋友被菩薩帶到現場，當這股力量進入空間的時候，他的眼淚不自覺一直掉下來。這不是心理治療，而是心與

靈魂的接觸，眼淚不斷地滴落，他由心底有一股很酸的感覺，
「我知道他在。」心裡痛苦遺憾的感受，在這一刻完全透過眼淚釋放出來。
「你可以感受到，即便他不在這個世界上，他仍是愛你、牽掛著你的嗎？」
「我可以。」
「你只有一個問題的時間，我們就要請他回去了。」
在這一刻，他可以清楚地感受到彼此的心靈相互交錯接引，就像兩人真實地擁抱在一起一般。
「你，可以原諒我嗎？」在他心裡有很多的歉意，與摯愛的人無法好好珍惜彼此的生命。
他這位摯愛的朋友，在他問完這句話時，有了幾秒的停頓，空氣感覺是凝結的，在此時我收到他的聲音，「你沒有錯，就當我原諒你了。」
當我將這一句話轉達給他時，他的心情如同花的綻放一般，慢慢紓解開來了。
「這是他的語氣，我確定就是他！」
我們彼此的眼中都含著淚水，這一刻是感動的，我請他一起為朋友深深地祝福祈

禱，讓這位摯愛的朋友可以收到溫暖的祝福力量，讓他在下段人生開始時，能夠出生在好家庭。

在那一刻，他的心結解開了。他心中升起了一股念頭，他想要製作一張單曲，紀念這個男孩。

許多在受苦的人其實不願意面對的是，他認為是這個世界帶給自己痛苦。如果世界不傷害他，他的痛苦就不會發生，可是並不是這樣，而是你選擇要不要讓痛苦留在身上，這是你需要很深刻地看見、思考以及感受的。我們每個人都一樣，重點會是我們必須了解：**善，是一份願意面對自己人生的態度。**

保持心中的善良，緣分會帶領你遇見可以解開生命答案的人。

靜心沉思

善念與我們最根本的靈性是緊緊相連的，而付出善念的過程，就是真實的靈性道路。

這個世界有兩個元素是掌控緣分的力量，
一是提升生命力量的「善」，另一份力量就是「苦」。

第三章

調整身體，遠離心靈過敏

讓自己變得更加美好，就是在這
世上最重要的一件事情。

打開情緒的鑰匙

我們都需要被理解的過程，但首先要先理解自己，為什麼會有「負面情緒」的產生，讓你傷心難過，甚至憤怒的一切，才能尋求被理解。

「生命沒有真正的解答，往往困住人們的總是情緒。」

我們努力為人生找尋解答，寫書的日子格外辛苦，最大的原因，是我需要感受到人們對生命的疑惑，有的人為了金錢、事業、感情、生死感到困惑，而我需要與他們站在同一陣線感受他們所遇到的問題。

在這些年的經歷當中，或許沒有全部的解答，但菩薩告訴我：「情緒，是阻礙人們前進的關鍵。」如果你經歷了千山萬水的人生，會懂得並且明白我所要跟大家說的，這本書不僅只有菩薩要對大家說的話，也有我將近十年助人過程的所有心得。

理解是開啟情緒的一把鑰匙。我們都需要被理解的過程，但首先要先理解自己，為什麼會有負面情緒的產生，讓你傷心難過，甚至憤怒的一切，才能尋求被理解。

這幾年我經歷了多次的生死離別，不捨他們從現實的人生中離開，真的很難過與痛心。記得幾年前，一位敬重的長輩病危，凌晨接到伯母來電，說這位長輩似乎已經撐不過去了，要我趕快過去見他最後一面。

那天，我快速走到巷口，剛好有計程車停在大馬路上，我搭車趕到醫院。看到全家人都守在這位長輩的身旁，他的太太請我問菩薩，還有沒有辦法把他救回來。

我帶著很深的歉意，說道：「時間已經到了。」

我走到他的身旁，輕輕地告訴他：「菩薩要來帶你走了，就放心離開吧！」

那一刻空氣凝結，旁邊的儀器發出了聲響，我心裡明白：「他離開了」。

他真的離開我們了，心裡的難過不斷升起，我慢慢走出醫院，家人為他整理清潔身體，葬儀社的人員也陸續到場。那一天我永遠記得：「五點二十七分離世」，搭上公車，我打開手機，聽到這首歌曲──《不告而別》。

在回家的公車上，我的眼淚不受控地流下來，心裡明白這是功德圓滿的過程；但在我們的心中還是沒辦法馬上接受這個事實，當時的我告訴自己，「就當這一位長輩到很遠的地方旅行」。

在那個早晨回到家裡，我頓時明白為什麼所有人想要為離世的家人或朋友多做點什麼，我打開了經文，虔誠地誦讀經文迴向給這位長輩。

除了我們對離開的朋友的不捨，更深的層面可以看見自己的內在，「無法接受失去這個家人與朋友」。

如何解開這一道鎖

不捨是第一個階段，而到第二個階段時，讓我們耿耿於懷的是無法接受失去的過程。

如果你很年輕，你或許無法體會得很深，但如果你有了人生經歷之後，年紀越大體會到的失去就將會是更多，療癒我們內在失去親人朋友的痛苦，理解失去的過程是一件很重要的事情。

好好地為自己哭一場，我們就是沒辦法接受所以才會難過。難過的情緒清除完了以後需要先理解，我們是多愛這一位朋友或者是家人，這個時候你可以拿起他的照片，輕聲地對他說，這一輩子你有多麼地愛他，雖然他已經不在了，但是愛他的這一件事實是一輩子不會變的。

而人世間的情感也絕非這麼簡單、單一，或許在生前你們有所怨懟，那些放不下的情緒與心念，或許在這一刻也可以告訴他，你放下了多少，接著最後就是對他的祝福，如果有下輩子，你想要祝福他什麼樣的祈願，都可以在此時告訴他。

最後備註：所有的話都說完的時候，請念以下的祈禱文。

「恭請伽藍菩薩，將這份祈願與思念化為強大的善緣，給某某這位朋友，使他沒有痛苦與牽掛，感恩一切十方的緣分。」

念完祈禱文之後，雙手合十，輕輕地往指尖吹一口氣，這個儀式會將多餘的情緒吹到遠方，將思念與祝福送到遠方給我們的親人與朋友。

情緒如一個人最難解開的一道鎖，但無論走到什麼程度，這一份愛與牽掛都會幻化成無比的祝福。

靜心沉思

理解是開啟情緒的一把鑰匙。

身體健康才能成為情緒的主人

讓我們一起進入味覺與情緒的世界，好好地覺察自己的生命問題，並且透過味覺的飲食方法來平衡自身的情緒。

現代人的情緒問題，源自於誤解了對心靈的需要，並不是單單僅需要依靠正面的話語或是文字，就可以使人的情緒獲得改善。在極度憂鬱的朋友面前，當他聽到一些要他放寬心，人生要正面思考等話語時，反而會有更不好的影響。

飲食，是人們生活上最大宗的需求。**從飲食可以理解一個人對生命的渴望與需求，在生活中不夠滿足的，就會在飲食當中尋求慰藉**。

有些人對味覺沒有感受，一是對生命已進入超然的境界，可以放下追尋味道的過程；二是對生命失去目標，甚至失去求生意志。從飲食當中，我們便可以了解對生活的需求與缺口。

從中領悟生命的學問

這本書的內容有很多成分是來自於對生命的領悟，與菩薩多年的教導。這些年我將所體會與領悟的理念，不斷地分享給有緣見到的朋友；但這畢竟很有限，而書本能夠觸及到的無遠弗屆，所以我將這些珍貴的理念化為文字。

情緒與味覺有很大的關聯。異常的偏食，需要足夠的覺察力去發現，並且透過不同的方式來尋求平衡，才能改善偏食所帶來的後遺症。

酸、甜、苦、辣、鹹，五種味道象徵著五種情緒，分別對應到不同的情緒影響。家庭的味覺傳承自父母長輩的習慣，會影響這五種味道的攝取，不自覺地影響著人們的心靈。習慣偏執於某種味道，也會產生某些偏執的問題。

讓我們一起進入味覺與情緒的世界，好好地覺察自己的生命問題，並且透過味覺的飲食方法來平衡自身的情緒。

中醫典籍《黃帝內經．素問》：「五味所入，酸入肝，辛入肺，苦入心，鹹入腎，甘入脾」，但過多偏執的攝取則會傷害到身心，中醫古書曾記載：「五味不得偏耽，酸多傷脾，苦多傷肺，辛多傷肝，甘多傷腎，鹹多傷心」。

多年來我看著每一個人的生活習慣，可以清楚地明白這五味對健康的影響是巨大的，這也是我們需要共同正視的問題。

五味對身心情緒的影響

酸味入肝，過多則傷脾：含有酸味的天然食物大多有補肝的效果，然而過多的酸味則會傷到脾胃。脾胃是相互關聯的器官，適當的酸味可以舒緩憂鬱與鬱悶的情感，許多臨床個案當中，會建議某些情緒低潮的朋友，透過攝取酸味來調整對情緒鬱悶的感受。改善飲食大多就會有顯著的變化，其中要特別記得，在情緒低落時務必減少甜味與辛味的攝取。

辛味入肺，過多則傷肝：含有辛味的食物包含蔥、薑、蒜等食物，可以改善氣血循環；但過多攝取則會影響肝氣的運行，嚴重者身體末梢循環會變差，使身體不安定，常有頭暈目眩等情形發生；最主要的原因是肝氣與筋骨有很深的連結，辛味攝取過多傷到肝氣時，則會遇見筋骨受損這類的情形發生。在情緒方面會有無力感等狀態，容易感到失落，建議可以用酸味喚醒身心的情緒反應。

苦味入心，過多則傷肺：含有苦味的天然食物可以改善火氣大的症狀，特別是在夏天時最適合補充苦味的食物。在四季裡，又屬夏天時的心肺功能為最弱的狀態，透過補充適當的苦味可以舒緩心臟的壓力，但如果攝取過多，皮膚會失去光澤或是出現異常落髮等現象。若有這樣的現象發生，則需要停止攝取；而在身體與情緒方面，對於容易感到煩躁、情緒易怒的朋友，攝取苦味可以平衡這樣的狀況，針對躁症的朋友也有很大的幫助，**若是發現自己長期處在易怒的情緒下，適當的補充苦味是能有所改善的。**

鹹味入腎，過多則傷心：含有鹹味的食物並不單指鹽巴，天然多重微量元素的食物，包含天然的海帶、玻利維亞玫瑰鹽（非喜馬拉雅山玫瑰鹽）、冬蟲夏草等都是。可以協助補腎的食物，五行記載黑色的食物主要能補充腎氣，包含黑木耳、杜仲等食材；但攝取過多會傷害心氣，容易發生心悸、呼吸短促等現象，因此需要多加留意。

腎氣並不是單純指腎臟這個器官，在中醫的觀點當中，腎藏精。我們常常談到的精、氣、神，一個人最重要的精氣需要透過飲食與作息來養護，而腎氣也是「先天之本」，腎氣虛弱的人通常容易疲勞，而現代人過度勞累，壓力過大，更需要適當攝取。

而我的經驗也發現腎氣與電解質有很深的連結，腎氣最難補充的原因是，補充腎氣的過程需要多方面補足營養，電解質、氨基酸、微量元素，這三者與腎氣有很大的連結。所以缺少腎氣的人，容易感到疲累，壓力較難適當地排解，造成無意識的晚睡與飲食失常等等的問題。

腎氣是我最為看重的，如果一個人腎氣虛弱，那麼他對於改善的意願也很低，因為已經覺得很疲勞了，不想要再多做什麼。如果你有以上的情形，應該要**建立身體健康是最重要的觀念，並努力了解自己的狀況，全方位進行改善**。

甘味入脾，過多則傷腎：含有甘味的食物很多，天然的食材有山藥、地瓜、米飯等食物。從科學的角度來看，大多含有澱粉類的食物都能歸屬為甘味的食物，而最大的問題就是「甜食」。中醫古書記載「多食甘，則骨痛而髮落」，過多的甜味會造成腎氣損耗，與腎氣最有關的就是一個人的體力，頭髮的光澤與髮量。甜味對身心的影響，可以在短時間調解情緒的問題，但現代人很容易依賴甜食，過多攝取也會影響身體的運作，在身體與情緒層面易產生疲勞以及倦怠感，此時極可能不自覺依賴甜食來舒緩身心，這是很嚴重的惡性循環。

在這一篇文章當中，我將之前中醫私塾的資料翻閱出來考究，並一一核對其中的內容，因此這並不是外界沒有任何根據的資訊，希望透過這樣的書寫，可以使大家開始重視身心問題。

靜心沉思

情緒與味覺有很大的關聯。
異常的偏食，需要足夠的覺察力去發現，
並且透過不同的方式來尋求平衡，才能改善偏食所帶來的後遺症。

觀念影響著情緒

讓自己活得更美好，就是值得我們追尋的課題。

觀念的改變，如同一場激烈的戰爭。讀者能夠有如此深刻的體會，應是來自於大多數的人花費大部分的時間，企圖改變別人的觀念，這是一條漫長的路，但此時卻忽略了花時間在改變自己的觀念上。

我們為什麼要改變？這是多數人會想要問我與菩薩的問題。改變，最深層的原因是為了「愛」，愛含蓋所有的一切，這是一個關於自己、你所愛的人、與你的生命有緣分的人的課題。

初衷

所有的開始，就是一個人的初衷。一般人所要追尋的一切，包含外在的名利、容貌、身體健康，這所有的光鮮亮麗，影響著大多數的人；但**一個人的最初，應是先照顧好自己的身、心、靈**。

這些年來，我見到在婚姻中或是個人求職路上有挫折的朋友，他們來到我的面前時，臉色蠟黃、頭髮雜亂沒有光澤，穿著也相當隨興。這個時候我就會建議他去剪一個整潔俐落的髮型，或將灰白的頭髮染黑，調整自己的體態。當這一切改變了，你的路途自然會有改變，讓自己變得更好，就是生命的初衷！

如果人生是一場學習，那麼我們來到這個世界上就要**不斷地學習與成長，讓自己變得更加美好，這就是在這世上最重要的一件事情**。

感受到磨難的生離死別，已經夠讓人難過了，那麼讓自己活得更美好，就是值得我們追尋的課題。

花時間企圖改變別人怎麼想你，絕對是困難的事，因為我們很難改變一個人的想法，但是相較之下改變自己是容易的。寫這本書是為了正在感情與生命中辛苦的朋友，你們不再是孤立的，也無須辛苦面對。菩薩曾說：「要我們接受的事物太多了，而你需要珍惜你所能改變的。」

這一句話讓我義無反顧地踏上生命的改變之路，包含外在的改變與內在心靈的改革。在出版兩本書之後，我經歷了許多起伏的旅程，於是我決定改變體態、更換筆名，改變自己並擴大更寬廣的管道，為更多人服務。這是我的決定，我珍惜著能改變的一切，並選擇改變！

情緒的敏感來自於孤立

許多人的情緒敏感來自於自我的孤立與群眾的排擠，我看見多數人的不自信占據了他們的內心，這股情緒也影響著自己沒辦法勇敢面對自我的弱點。大多數的人選擇委曲求全，忍受大環境的壓迫，讓自己慢慢成為「沒有聲音的人」；如此選擇的結果，可能會漸漸讓自己被周遭的環境忽略，也不得不接受這樣的狀況。

不讓自己成為弱勢，是多年以來我不斷提醒大家的話。座談會並不是讓你取暖的，而是使你重生的地方。來到這裡就是要蛻變，不要給自己太多的理由拒絕改變。對於生命中無力的一切，我們可以給自己一百萬個理由哭泣，但你有想過嗎？**或許你真的想改變，只是不得其門而入，而現在就是讓你走出來的時刻了。**

本書的內容就是將多年的個案與團體諮商其中的精髓轉換成文字，使更多的人明白如何面對自身的問題，這也是菩薩與我存在的價值。

這些年來在愛情中受苦受傷的人不少，有許多的解釋可以使你了解感情失敗的原因，而讓這一切走到今天這個地步，除了雙方的個性之外，就是緣分。緣分很奇妙，這也是我們觀念的來源，生命中的種種經歷會使你產生感受，而這些感受的累積，塑造今天你的觀念來源。

或許你現在不太懂我所要談的內容，更白話地來說，當我們經歷感情的失敗時，內心會想要找到某些問題所在，像是對方會出軌是不是因為我不夠關心他。

這些觀念會使你成為一個過度付出的人，無論是因為傷害你的人或社會化的過程而受傷。

當自我成長轉變，便能逐漸學會雲淡風輕，甚至走向感恩中。在我服兵役時看見許多的班長胸口別著識別證，上面的照片通常是很早期拍攝的，當時臉上的笑容跟現在的面容有著很大的落差。你是否跟他們一樣，過去的笑容比如今的笑容還要燦爛呢？

鬆綁自己的信念

我們都有痛苦的情緒與經驗，但鬆綁這一切的關鍵，就是溫暖的擁抱以及感受人與人之間最真誠的流動。

小時候傷心，父母抱一抱就好了；長大其實也一樣，但我們需要真誠地感受這樣的擁抱。

信念與觀念就像是座高塔，有的人努力累積許多讓自己可能成功的信念，或是使自己憂鬱的信念，這些信念就像一座又一座的高塔，層層堆疊，終有一天會崩塌。這一座塔蓋得越高，倒下時受傷的程度就會有多深。

我相信人跟人之間的真誠流動與付出，在這些過程當中，超越了千言萬語，你會明白不用建立這些高塔也會幸福！

你有沒有最在意的人，而他們知道你在意他嗎？

如果你愛他，就讓對方知道你是如何地在意他，用自己的方式和緩地表達讓他知道。那些可以與你共享快樂、悲傷的朋友，就是你最重要的朋友與家人，或者是一生的伴侶。

這是最真誠的心靈提醒，其實了解自己並不難，讓自己幸福也不難，只要是懂得感受生命中的流動，懂得擁抱。

靜心沉思

愛含蓋所有的一切，
這是一個關於自己、你所愛的人、與你的生命有緣分的人的課題。

憂鬱症的致命傷

有時當你回頭時，會發現他可能心理生病了，需要你陪伴了……

過度的關心，有時可能會是一種毒藥。這些年我體會到最美好的關心就是「剛剛好」，所有的關心來自於緣分，還有彼此熟識的程度。朋友跟朋友之間就是一條緣分的線，最初我出來幫菩薩翻譯的階段，對於那些想要幫助卻無法幫助到的人，我心中有很多的愧疚，雖然明白這所有的結果不只是單方面付出可以改變的，也包含著有些幫助的形式太過遙遠，求助者可能跟我的關係太遙遠，中間隔了太多人，無法最直接地幫忙，或者是對方家人的反對，也因此在諸多幫助他人的過程當中，我學會了隨緣，我慢慢懂得菩薩說的：「所有的幫助都需要靠緣分。」

緣分是讓我們彼此能否深入了解，或我是否能夠真實地幫助到這位朋友的關鍵。多年來的親身經驗，讓我懂得「剛剛好」的藝術。這幾年來與我結緣的憂鬱症朋友們，或許知道如何透過這些經歷協助他們走過病痛，因為這些疼痛來自於親身體驗。

憂鬱症最大的致命傷，是來自於大多數的人都選擇用「關心」的角度出發。當你一開始就將他們當成病人，那麼這就是將他們推向更嚴重深淵的最大原因，我們需要花更多心力的部分其實是「理解」。

記得曾有一次我獨自到書店看書，當時穿著舒適的布料，一身披披掛掛地出門，我看到在書店角落一位鬱鬱寡歡、眼眶泛淚的陌生人。我默默地在心中為他祈禱，就在此時，他突然抬起頭看向我，我自然而然給他一個微笑表達善意，然後繼續看著書架上的書，緣分，真是件很奇妙的事。

那一刻或許他懂了我的微笑，也明白我所要帶給他的祝福。他繼續待在角落，而我挑了本喜歡的書，坐到靠近他的位置，仔細地觀看並感受這本書是否要跟著我一起回家。

最美好的都發生在剛剛好的那一瞬間。我在看書時，偶而會不自覺地念出書本裡的字句，當時我嘴裡念著「難過時傳訊息給你的人很多，馬上打給你、說要陪你的人有嗎？喜歡你的人很多，但真正願意花時間陪伴你的人存在嗎？」這句話似乎對這位朋友產生很大的震撼力，觸動他的心，也或許說明了他的某些心境。

我來回翻著手中的書，不自覺又翻到同一頁，念著：「懂你笑容與背後辛酸的人到底在哪裡？在你卸下面具時，遇見了愛上你的人，就是最合適的。」

這句話似乎打通他心中的迷惑，他感覺像是要跟我攀談，但卻不好意思。過了一陣子我才察覺，他似乎有問題要問我。

我就轉頭問他：「你想看這一本書嗎？」

他說：「對，我想要知道這一本書的名字。」

於是我給他一個微笑，將手上的書拿給他，並且說：「希望對你有所幫助。」

他說：「你看起來好慈悲，謝謝你剛剛念的兩句話，好像解答了我的問題，我的心生病了，所以常常一個人處在很低落的狀態，但那兩句話讓我找到一部分的答案。」

我不知道他發生了什麼，但從他的氣色可以知道應該是鬱鬱寡歡很長一段時間，可能是有憂鬱症的問題。

理解與解釋

許多人大多時候都無法跟罹患憂鬱症的家人好好溝通，當你決定想要協助他的那一刻起，你就需要花時間理解，為什麼他有這樣的想法。

或許最大的問題是源自於那些沒有被解開的誤會，還有那些我們所認為不用解釋的一切。多數人在生活中可能懶得解釋很多狀況，所以在生活當中，家人或多或少都對你有所誤會，甚至對於你喜歡與討厭的事物完全不清楚。

我深深地相信著，**有些事情如果不說，周圍的人都不會知道，包含你很愛的朋友與在乎的人。**

你會明白，人生需要知心的朋友、家人與伴侶，這三者可以使人獲得很深的安全感。或許你是個一直往前衝的人，但請你回頭看看他們，有時當你回頭時，會發現他可能心理生病了，需要你陪伴了，這就是憂鬱症的關鍵。這些朋友或許孤立了一段時間，也被忽略了一段時間，而在這些時間當中，我們都以為他們沒事，但其實只是「有事」裝作「沒事」。

有一位作家曾說：「陪伴是最好的感恩」。你覺得呢？是不是很深地呼應著心靈？

接下來我想要跟有憂鬱困擾的朋友談一談，多年前我接受龐大的諮商，當時還不懂得如何排解負面能量，我將這些困擾放在自己的內心裡，慢慢變得鬱鬱寡歡。我最深的感悟是：「我們不會失去所有的一切，因為這一切被外在的事物剝離後，將會看清楚最真實的自己，那就是我們的原型。」

那一刻會是如此的赤裸與真實，人生不就是如此嗎？

當一切都消失時，僅存你一個人的快樂悲傷，那些曾使你喜愛與厭惡的事物你已不在乎，因為那些事物早已消失不在。

最深的解脫是你願意領悟這所有一切，與所要帶給你的是什麼？是要打敗你？還是使你看清楚人生的真實模樣？如果有這般體會，會明白這樣的赤裸是用錢買不來的。

願你從這些不美好的事物之中，看清楚自己的真相，找回自己生命中的力量，為自己努力與前進。**所有那些你以為過不去的，都只是一場夢。**

靜心沉思

過度的關心，有時可能會是一種毒藥。

最美好的關心就是「剛剛好」，而所有的幫助都需要靠緣分。

釋放身體的壓力，改善心情

如何走出人生壓力的低潮，首先就是解除自己可以努力改變的關鍵……

快樂是最實在的釋放壓力過程，唯有願意快樂，身體的壓力才可以解放。

訂製你接下來人生想要體驗的事物吧！前些時間，我協助許多朋友走出人生壓力的低潮，首先就是解除自己可以努力改變的關鍵，例如讓你感受到壓力的是婚姻，那麼伴侶間的溝通，就是你要努力的方向。

每當夜晚你躺上床、蓋上棉被後，幽暗的環境中重複出現在腦海的壓力事件，就是你需要先面對的問題。在台北生活的那段日子，每當我遇到無法解決的問題，或是在想要改變卻不知如何是好的時候，第一個念頭不是詢問菩薩，而是前往誠品書局。

在台灣的誠品書局，近乎十幾小時播放樂器演奏的輕柔音樂，當你願意閱讀時，那裡會使你的心沉靜下來，感受面前的文字與書籍。

有時我會觀看書封的文案，試圖感覺這一本書的靈魂，在感受的過程當中，我會自動切換成沉靜的思考模式，有時你已經不在乎這本書要告訴你的是什麼，但你自己的問題似乎已有解答。

閱讀是使你釋放壓力的關鍵

我不是一個文人，但在我心中總以為，每本書會帶給讀者許多思考，就像一個領路人，帶你探索自己、啟發內在的世界。有時作者想表達的跟你所認為的可能有所落差，但只要能從中找到解答就好了。

每當我建議身邊的朋友建立閱讀的習慣時，他總說看沒兩分鐘就睡著了，但至少這本書也帶給你一場很深入的睡眠享受，最重要的是嘗試閱讀，而不是抗拒閱讀。

我們的身、心、靈都需要多方面的滋養，而閱讀正是靈魂的糧食，在生命的最低處，書會帶給你最強大的力量。

你是否想要一位生命的導師，為你撥開生命的迷霧，在遇見挫折困難時能帶給你某些答案？其實在追尋的過程當中，閱讀可以帶你看到更高的視野，看見在無盡的世界當中，有更多的智慧可能在一、兩百年前早有先人已經領悟，透過那些前輩，早已把這些內容書寫成冊了。我的人生就是不斷地閱讀，透過閱讀釋放內在的壓力，而你的人生也可以複製這樣的過程，使你的世界變得更加不同。

生命的質感透過累積而來

壓力是一道使人成長轉變的門，當壓力被釋放掉時，如果沒有餵養給靈魂足夠的力量，那麼這些壓力會不斷打擾你。閱讀能夠帶給你更多不同的視野，每當你要失去信心時，壓力會從心底一霎那翻湧而上，可能瞬間就會進入很深的低潮當中，所以請你勇敢打開一本書，即便是一本雜誌，裡頭都可能出現老天爺要給你的話語。

透過閱讀，我們可以打開生命層次與質感，你或許無法聽到神與菩薩的聲音，但是**閱讀可以帶領你進入更深層與自我連結的狀態**，在閱讀的過程中，你會不斷揚升，使你的氣質與生命的質感有不同的累積。

一開始接觸身心靈的階段，我花了很長的時間去理解靈性大師——奧修，他讓我對於愛、身體、靈性、勇氣、成熟等議題更深入地理解，也體會到生活並非要侷限在原有框架內。我也喜歡看靈性相關的電影，《享受吧！一個人的旅行》深深地打動了我，雖然獨自旅行沒有為主角找到生活的解答，卻讓她學會面對內心的脆弱並擁有改變的勇氣。或許你的生活只剩下外在物質堆砌出的質感，但透過奧修大師與這樣的電影，便能體會遇見任何困難都有其更深的一層意義，真正面對這些困難時，它會成為一趟旅程，而不是延宕生命的絆腳石。

如果世界只剩下你

壓力存在於許多外在的人、事、物底下，如果世界只剩下你一個，壓力還存在嗎？我們在乎著所有的一切，但這也成為了某種包袱，這些包袱可能使你改變，而這些改變可能是為你好的，但現在的你無法負荷這一切的壓力，最大的關鍵是「你」並還沒有賦予其意義，所以這些過程就會成為一種壓力。

你想像一下，如果你即將要去一座孤島，在這座島上，你可以帶一個人、一本書，那麼你想要帶著誰和什麼書去呢？

如果是我，我想帶最好的朋友，可以滔滔不絕地談天，一起經驗孤島的生活，我還會帶一本詩集，我會讀詩，感受文字成為語言與這一座孤島對話的過程。

你呢？看似很浪漫的想法，其實有很深的涵義存在，**你選擇用什麼樣的方式去過你的人生？**

我們的人生就像是座孤島，但大多數的人的島上住著一大群人。那麼重新思考這個問題，如果你可以帶一個人你會帶誰？帶哪一本書？如同你所相信的經典與文字，這一切就會成為你可以依靠前行的人生導航一般！壓力變大就是因為裝進了太多人在你的生命當中，先懂得簡化人生，生活才會有呼吸的空間。

請信任人生會帶給你最好的安排。或許你曾經遭受過某些讓你受傷、感到壓力的情況，但若相信生命會有最棒的安排，壓力就不會那麼大了，心情也會得到安定。

靜心沉思

先懂得簡化你的人生，生活才會有呼吸的空間。

第四章

展開充滿愛的新生活

靜心，就是愛自己最深的承諾，
不只是對身體健康的承諾，也是
對自己的心靈給予承諾。

喚醒愛的幹細胞

你有多久沒有好好地滋養自己的生命？好好閱讀進修，好好地保養自己的身、心、靈，要記得對自己最好的時候。

每個人的身體與心靈都存在著自癒的機制。我從高中時期開始閱讀奧修的書籍，它給我的啟發是，當我面對變故或是令人難過缺憾的事情時，懂得將自己抽離出來，用另一個角度來看待事件的發展。我常想，在這個充滿缺陷的世界裡，如果這些事情都必須要發生在我的生命當中，又是為什麼呢？

其實我跟你沒有什麼不同，也是花了很長的時間，才懂得發生那麼多不愉快的事情到底是怎麼回事，我們一樣都用「時間」來找尋生命的解答。

每一個人的起跑點都不同，面對生命的磨難也不同。出生在第三世界國家的朋友，可能需要很多的努力才能換取一餐溫飽。**那些輕易看輕你、讓你的心受苦受難的人，其實是對生命沒有足夠的體驗與體會，所以才會輕易地傷害你。**

「不是你不好，只是你對自己不夠好，試著接受那個不夠完美的自己吧！」

有一天在書局看到這句話，深深地觸動我的內心。我們或許是對自己不夠好，才會讓別人覺得你不好，你有多久沒有好好地滋養自己的生命？好好閱讀進修，好好地保養自己的身、心、靈，你要記得對自己最好的時候。

而這一份好的感受會深深地影響著你，使你不再被輕易傷害，不是因為你築起一道圍牆，而是你真正懂得保護自己。

看見失去才能學習擁有

學習擁有，珍惜擁有。大多數的人，自認擁有的東西不多，同時也代表著不懂得自己擁有的究竟有多少。

我曾在一場聚會中，與大家談到「擁有」，聚會上的大家經濟能力都是不錯的，但一聽到談「擁有」這個詞，還是不約而同地將注意力放在物質層面上。那麼我確定，大家不懂得擁有！

從我們存在的大環境來思考，我們用「比較」來獲得擁有的感受，看著身無分文的人，再思考自己所擁有的金錢，你確實擁有比對方更多的金錢，但你真的懂得擁有嗎？懂得擁有與安全感有很深的連結，你也可以輕鬆地看清楚自己與周遭的人，是否真的懂得擁有了。

我們需要先專注著所失去的一切。你失去了什麼？以物質層面來說，許多人是透過失去而換取擁有，也就是人們所說的有捨才有得？

「但你真的擁有了嗎？」你失去的真的能夠因為一份擁有而被解決了嗎？

大多人的生命，被無意識的失去給掌控了，就像是一個因為貧窮挨餓很久的人，一看到食物就會暴飲暴食。即便他早就已經吃飽，但還是會持續地吃。

我們被「失去」掌控了生活，你或許曾因為失去而讓你痛苦，而即便你已經獲得生活改善，但心中仍然害怕著失去。這無關你是否富裕或是貧窮，因為這個狀況可能不斷發生在大多人的生命當中。

這麼多年以來，我觀察到無論是身心靈的圈子，或是其他的圈子，都是一樣的！即便教導別人生命道理的靈性導師，也可能是處於心靈匱乏的狀態。看到這樣的狀況，我忍不住想：如果我們還沒有到達那樣的境界，就不要假裝自己到達。

如同我們明明在意著失去，何必假裝不在意呢？如果這份「失去的感受」造成你的困擾，那麼這就是你所要去正視的問題，例如：你無法與他人分享你的財富或者是情感。

這幾年當中，我曾與許多朋友一同在山上舉行僻靜的課程，一連三天以上的僻靜活動，使人心沉靜，透過幾日單純的靜心過程，心靈達到深度穩定狀態，便能開始認識自己的靈魂。

大多的靈魂都有受苦的問題

浮躁的大環境使人心無法好好感受自己，在這幾年當中菩薩也開始安排這樣性質的課程，使有緣分與菩薩結緣的朋友，一同上山學習「僻靜」的法門，透過暫時離開世俗的生活，使人心得到認識自己的機會。

「當每一個靈魂願意學習敞開，徹底感受內在的聲音，那麼每個靈魂都可以成為一位大師。」

所有的大師，都是對自己下足了功夫，認真地面對自己的脾氣與對生活的認知。

重複修正的過程，在適當的時機，遇見好的機緣就可以得到大領悟與大成就。

許多來到座談會的人，會因為人際關係或是感情遇到某些瓶頸與困難來尋求解答；但菩薩總是將注意力放在，你過度付出，其實也投射了許多期望在你身上，如果對方沒辦法給予你滿足的回應時，你便會感到受苦。

每個人都應該好好地找到自己人生的目標，無意識付出過多的一切，最後只剩下被掏空心靈的自己。

無論是你的家人或是朋友，總會有你最在乎的那個人，人跟人相處久了，多少會遇到情感淡化。彼此感情變平淡時，如果你們能夠互相交流，並找尋出共同的興趣，就能重新喚醒你們之間的「愛」。或許你的另一半跟你的工作是不同的，父母也不了解你正在做什麼，那麼如果你們之間有共同的興趣，可以牽起更深的連結，關係會變得穩定，就不會因為感情變淡，而形同陌路變成各過各的模式。

在你的生命之中，有沒有你最在乎的那個人？我們浪費了很多時間在不喜歡的事物或是人的身上，反覆討論這些是是非非如何影響了你，仔細想想，你的生命之中有沒有這個人，值得你深深地愛著，或者你默默地忽略了某一個人？

「其實很簡單，其實很自然，兩個人的愛由兩人分擔，其實並不難，是你太悲觀，隔著一道牆不跟誰分享。」

蔡健雅淡然地唱著《空白格》這首歌，無論是誰，我們彼此對於愛，都是一人出了一半，成就了一段關係，當我們不願分享，不願分擔，就是緣分的盡頭，默默地中間就會出現一道牆，隔絕了彼此的關係。

不知道你對愛是如何定義，但請將你的心打開，才會將愛所表現的意義帶入到你的內在。

靜心沉思

不是你不好，只是你對自己不夠好，
試著接受那個不夠完美的自己吧！

修復你的心靈過敏

過度付出造成的敏感，只有你一個人在獨自承受，沒有人能夠替你分擔這一份受苦的感受……

人的心靈與身體其實是共存的，當你過度付出時，就變得容易敏感受傷。

記住，過度付出造成的敏感，只有你一個人在獨自承受，沒有人能夠替你分擔這一份受苦的感受。我記得這幾年當中，有許多在感情中受創的女子，屢屢遇見不對的男人，她們不明白為何這些男人總是只想要上床，於是自己莫名其妙成為了別人的第三者。

心中的苦，沒有人可以體會，慢慢跟社會、朋友脫節，沒有勇氣跟身邊的人訴說自己所遭遇的難題。

這樣的挫折與感受，促使她們去求神問卜，走過千山萬水後，她們走進了座談會，我能從她們眼中感受到這些經歷所帶給她們的無奈與無助。

每當我看見這樣的眼神時，就會主動詢問：「你現在過得好嗎？」通常聽到的答案也都很直接，「我過得不好。」

她們不是不漂亮，而是心中對生命的疑問已經多到忘記自己的優點，淹沒在感情的泥淖中。我能懂得她們所遇見的困難。而在這麼多人當中，我對一位女性印象特別深，她長得非常標緻，是事業滿成功的女性，說話談吐相當有氣質。

理解挫折帶來的意義

你現在所經歷的過程，我能明白，想得到幸福真的需要努力，現下要懂得的是，這份挫折所要帶給你的是什麼。

在感情遇見傷痛的女性，或者伴侶的性別是同性的男性朋友，在感情中重複遇見同樣問題的朋友，大多的問題根源是來自於對「父親」這個形象的連結。在伴侶的關係當中，這份形象會影響著女兒未來擇偶的標準，如同這個個案，她的父親是一個人人見到都會覺得帥氣的男人，同時她的父親也是個花心的男人。父親對女兒非常好，雖然父親已離開人世，但她仍記著父親對她的付出，深深地影響著她日後選擇男人的條件。

在眾多個案當中，我得到最大的收穫是，問題不在那些大家口中的「爛男人」。當一個問題重複發生，問題其實出在她為什麼都會喜歡有「爛男人」特質的男性。

這位女生擁有令人羨慕的工作，當時我告訴她：「你需要學習靜心，並且體驗到這份寧靜的感受」、「你需要敞開你的心去感受，哪一個男人會一生一世對你好，而不是只在意好看的外表。」

我告訴她，當你遇見一位男人時，你就要用你的心去感受，這個男人所帶給你的是否有這樣寧靜的感受。當她跟隨著我一起靜心與呼吸之後，慢慢地她所遇見的男人，就遠離了這樣的特質。

在這個案例當中，**感情的挫折會使心靈脆弱，但是找對方法改善，這些過程就會轉換成為使自己堅強的養分。**

挫折是使你堅強的過程

在種種經歷當中，我常常反思，如果大家都有機會學習這樣的方法，是不是就能夠減少人們受苦的可能。我想邀請正在傷痛轉化的朋友，一起探索自己生命的價值，學習生命堅強的過程，不單單是從傷害挫折之中成長。

當你活到一個年紀之後，便會開始經歷到朋友與家人跟你告別的過程。你會忽然懂得，**在生命面前，我們是如此渺小，無法留下任何一個要離開的人，只能含著淚揮手道別。**

寫到了第三本書，這些年道別過的朋友已經有好幾位，最早學習道別的對象是我國小最要好的朋友。記得那時候無論是分組或是要做什麼事情，我們都是一起行動，有好多團體合照都有我們在裡面。在寫這一篇文章時，恰巧以前的同學傳了一張班級合照給我，我們在照片裡開心地笑著，讓我想起他因為家裡經濟的因素，在國小五年級時，父親就帶著他和他的母親、妹妹在家燒炭自殺。當時我在家看電視，看到他們的照片出現在螢光幕，第一次體驗到好朋友離開，竟是如此的難過。

如今能夠學習帶著祝福，對生命說再見，這一路上你是否也正在學習，堅強地面對生命的離別，在這裡有人陪著你一起成長。

堅持與固執

菩薩告訴我：「在你有生之年，需要讓與你有緣遇見的人們，能夠體會愛是多麼強大，有緣待在身旁的人，就要協助他直到轉化。」

時下身心靈老師已經快要比學生還多，但是需要多少的經歷跟累積，才能夠協助他人擁有轉化的力量。這不是僅僅上幾堂課就能夠學會的，而是面對生命願意臣服並且努力學習，才有可能真正轉化的過程。

因此在許多人的眼中，這一份堅持可能會被誤認為固執，堅持與固執是一體兩面，而這一份堅持是為了眾人的利益與成長，而固執往往是為了自己的利益而生。

無論是座談會或是僻靜的所有活動，最大的目的就是要使有緣的朋友學習「懂得好好地照顧自己」。我們是在「愛」中來到這個世界，最終的目的就是要在有生之年，**用盡力氣體驗所有形式的愛，學習如何交朋友、找尋一生的靈魂伴侶，互相珍惜的朋友等等，這就是我們來到這個世界最大的目的。**

你不再過度敏感，始於你願意成長的內心。容易誤解別人話語的人，往往在乎那些不愛你的人，而從靜心當中你會漸漸懂得，當你專注在愛你的人與值得愛的人時，你的生命就會得到成長與大翻轉。

透過這幾年的書寫，最大的希望就是使這些能夠看到文字的人，不要忘記，有一個地方、有一個人與一位菩薩，在為所有能夠看到這本書的人加油打氣，並且互相陪伴著。

靜心沉思

如今能夠學習帶著祝福，對生命說再見，

這一路上你是否也正在學習，堅強地面對生命的離別。

補充心靈的營養素

過度勞累的生活當中，我們都知道自己必須放鬆，但很多人忘記，我們的心靈同時也需要得到滋養。

人們若都是那一片海，那麼你我就是那一朵朵的浪花。每一朵浪花都有它的特色，但我們的本質都源自那一片海。

當我們深知這個道理時，比較與競爭會漸漸變少，因為我們都一樣來自那一片海。打開報紙或是電視新聞，你可以輕易地看到人們互相攻擊與傷害的報導。他們不是不知道傷害他人是不對的，而是沒有體會「同理心」。一早起來，你可能喝著咖啡，吃著早餐，還可能吃一些營養補充品，但很多人忘記心靈同時也需要得到這一份滋養。

心靈肯定需要正向能量的營養補充品，因此，一早就習慣看社會新聞的朋友們，請戒掉這樣的習慣，這會使你的思想越來越負面，容易感到煩躁。給自己五分鐘的寧靜片刻，或許在搭捷運與公車的過程，聆聽優美的音樂，使你的心靈在你即將要面臨許多考驗之前，先補充正向的能量，感受音樂所帶給你的滋養。

現實社會的寫照

大多數的人，過於偏重物質面的人生，無法衡量精神面與其他重要面向。有許多人工作過度勞累，拚著所有的力量，就只希望能夠在工作上得到比較高的薪水，這些勞碌的加班費用，就盼著能夠讓自己的孩子與家人過好一點點的生活。

過度勞累的生活當中，我們都知道自己必須放鬆，但是習慣這樣的生活之後，慢慢地很多時候身不由己的人生，就成為大多數上班族家庭的寫照。

頭腦裡面裝著許多曾經學會的道理，但現實的生活往往無法用這樣的道理來解決，只有透過獨自面對生活時，才能懂得，漸漸你會看見，這些過度勞累的上班族，原本是為家人的付出，因為整個台灣正面臨全面性轉型，許多產業來不及轉型因此開始資金縮緊，或是遇上相繼倒閉的問題。

在我面前訴說這些經營辛酸的人真不少，菩薩能夠給大家的建議是，自我的成長與觀念的改變。如果這一行不能待了，就趕緊投資自己轉型或是成長，時間無法帶走經濟不景氣，唯有靠自己的革命與改變才是根本。

在工作當中，我不只帶著「形而上」的精神修行，也同時要協助在現實經濟層面遇到困難的人們。在我有緣面見的主管或是老闆面前，菩薩總是苦口婆心地叮嚀大家需要遵守「**不要過度應酬、遠離不良習慣、愛護自己家庭**」的工作原則。如果可以持續遵守這三個準則，在事業的道路上，即便遇到不景氣，都能夠得到很多好的際遇與突破困境的機緣。

心靈能量不可小看

我們邀請接受菩薩協助的企業人士，加入善業的累積行列，不只要有突破工作與企業的勇氣，並且也要做出社會價值，回饋社會幫助弱勢。

正在面臨辛苦困境的朋友，這段內容是為你們而誕生的。你需要先戒除不良習慣，不要花過多時間吸取負面能量，因為此時你運氣已經不好，不適合再吸收更多負面的消息與評論，你需要花時間接受正面的事物，例如：找尋專業人士，協助你改善問題。

困境的狀態有千百種，有的人事業遇上瓶頸，感情或人際關係遇到問題，這些狀態其實都可以透過尋求專業人士的幫助得到緩解，大多來諮商這一類問題的朋友，菩薩首先會改善這個人本身的磁場。

例如蓬頭垢面的朋友要改善外在的狀態，就要好好梳妝打理自己，這樣才能改善運勢，再來需要在家裡點燃艾草的薰香，將家中晦氣清理乾淨，改善家中與個人的狀態之後，大多數的人運勢將會有所增長。

即便你開始走向心靈成長，也不會天天都是晴天，每次座談會到了尾聲，菩薩如果覺得大家的能量需要提升，就會讓我走下去面對面為每個人加持。**一個人活在這個世界，需要乘載很多的考驗，而能夠有機會碰見，就是緣分。**因為緣分，我願意花更多力氣，將這一份來自菩薩的正能量，帶給有緣遇見的每一個人。

二〇一八年，我從「郁文」轉化成「紀雲深」這個名字，對一般人來說只是改個名字，但對我而言是下一個階段的開始，當名字確定更改的那個夜晚，菩薩在睡前靜心時，透過我的雙手放在我自己的頭頂與胸口傳遞一份加持的力量，菩薩告訴我：「你已經準備好接受接下來人生的巨大變化了，順應這一股力量，向前行吧！」

我接受到很大的支持力量，心中有很強大的寧靜，且深深感受到菩薩力量的看顧，因此有幫助更多人的意願。我能理解所有的人來到我面前時，渴望被祝福的願望。

覺知自己正在呼吸著

我們在呼吸，卻也漸漸忘了自己正在呼吸。

人在最脆弱的時候，特別容易感受到自己正在呼吸，那時候的心很需要平靜，專注地呼吸，心靈也會得到比較穩定的感受。**當你專注著呼吸，會領悟到所有的困境只是暫時的假象而已，這是因為「覺知」在你專注呼吸時發生了。**呼吸對每一個人來說非常重要，當你專注呼吸時，要想像吸氣是吸收天地的正能量，吐氣時是將身體裡的負能量排出體外。

覺知，對一個人來說十分重要，這會使你在短時間內看見自身的需求，大多數的人陷入人生的是非對錯遊戲當中，而在這場遊戲裡可以從劇情解脫的，就是能夠覺知的人。

我曾在網路上看到這一則影片說到，在家中有許多德高望重長輩，尤其到了家庭聚會時，總會提及一些現實問題，即便他說的可能是錯的，例如在聚會當中，當眾批評你的人生選擇或是你的工作。而事實上，大多的長輩對於你的工作或是新時代的生活方式是不熟悉，甚至是不了解的，但大多人對於自己不熟悉的事物，抱持著抗拒的態度，當你當場為自己爭論頂嘴時，最後你會因為頂撞長輩而得到斥責。

每次跟朋友討論到類似事件時，我與一般同年齡的朋友想法有些不同。我自己是一個比較保守的人，因為長時間與菩薩共處，其他年輕人可能會認為，在台灣的社會，倫理道德凌駕於是非對錯之上；表面上看來，台灣社會的確非常遵循這樣的觀念，但回頭想想現在我們是年輕的，我們這時候學習到的理論與觀念，到了下個時代，可能已經是截然不同的概念了，此時執著於是非對錯的人們，在未來的四十年後，你也可能成為你口中這樣的人物，畢竟每個時代所經歷的事件不同，也影響著當代人們的觀念。

我們所能做的，就是不斷接收與感受這個時代所帶來的變化，接受就會使你不會受到影響。祝福這個時代，也祝福著所有的人們，透過這樣的文字與觀念的調整，能夠補充心靈的營養。

靜心沉思

當你專注著呼吸時，會領悟到所有的困境只是暫時的假象而已，這是因為覺知在你專注呼吸時發生了。

愛自己，是一輩子的承諾

誠實地面對自我，不斷學習如何愛自己，並成為一個愛自己的人。

人的這一生走來需要面對到許多生命的考驗，而誠實面對是我們始終要回頭觀看的課題。這些年來，我經歷了不少衝擊的事件，在第一本書出版之際，就遇見同行的作家惡意放話挑撥中傷，使通路與書局面臨大量退書，並將我列入作者黑名單當中。當時我的心中有很多的不平衡，菩薩告訴我：「我們需要誠實地面對這些問題，這不是我們能主導的，但是這是你很重要的成長過程。」

當時的我曾經動過訴諸公堂的念頭，但是菩薩告訴我：「不必了，下一本做更好就沒有人會這樣對待你了。」

於是我將專注力放在自我的進修上，有人曾問我：「有些事情是不是努力也沒有用？」我總回答：「那是我們努力錯方向」。當年如果我將專注力放在訴諸公堂上，那麼我肯定會勞心勞力，可能換來不公平的對待，即便是贏了官司，卻改變不了已經發生的事情，那麼我們何不專注在對的事物上面。

誠實地告訴大家，在這過程當中，我的心中有多憤怒、悲傷、無奈，即便在他人面前裝作不在乎，但心中還是在乎得要命！

那就是當時我最真實的狀態，如今可以將它寫出來，說明我已經真正釋懷了。這些過程使我能夠更專心、義無反顧地去做自己認為對的事情，即使偶爾跟菩薩抱怨這一切，菩薩也只是靜靜觀看，對我說：「時間到，果實就會落下。」

急著收成，並不會換來好的結果，所以這一路走來，我懂得把握當下能做的，隨順因緣。把自己最好的樣子呈現在所有人面前，就是我最大的希望，就算不盡完美，我也努力完成，這就是我人生的最佳寫照。

華麗的外在，需要有智慧的內在撐起

在這個社會，大多數的人依舊以貌取人，以外表論斷一個人的好壞。因此我告訴很多人，**除了內在之外，外在也是很重要的，唯有你內外雙修，才會擁有更好的機會。**

認識我的人其實都知道，我的熱情有時候也成為了某一種「雞婆」，在陪伴許多人成長的道路上，我希望每一個人從細節當中成長，而大多數人生真的不同的人，與他人最大的分別就是因細節成就了他，因而蛻變成鳳凰。

每當朋友有機會出席公開場合，不論出書或有其他作品誕生，在那之前我都會告訴他們，要把自己的外在打理好。別以為不重要，**有時候機會總是在那一瞬間發生，我們只能做好全部的準備，才不會錯失任何一個機會。**

外在的努力相對來說是簡單的。有時候，只是剪個頭髮、化個妝、改變穿衣風格，就可以獲得某些讚美與賞識；但是相較之下，內在的智慧是困難的，那不是飽讀詩書就能懂得的，而是需要有足夠的生命經驗與生命的恩典，才會使你獲得生命中的智慧。

從寺廟走向內在心靈的智慧，每當走進菩薩的廟宇，我的心靈就特別平靜，內在有一股很深的安定感，這股感受從高中開始就被喚醒了，**在生命的這一條路上，我不斷地學習如何愛自己，並成為一個愛自己的人。**

在忙碌的生活中，老天爺不斷提醒著我們，如何為自己好好地盡一點力量，成為一位懂得愛自己的人。

愛自己，是相信自己的選擇

在多年前，因為緣分的安排，我認識了一位中醫老師，從外表氣色完全看不出是已屆耳順之年的人。當時有幸與她結緣，在多次的談話中，得知如私塾教授般的養生方法。原來我每日忙碌不已，在不知不覺中已經是個耗盡精氣神的年輕人。

當時的我雖然心靈豐盛，但是身體其實是很疲累的，對忙碌的生活已經有些吃不消。這位中醫師為我量身打造一個療程，為我的身體做了深層的排毒。做完療程後，排出了大量的酸汗，我第一次體會到通體舒暢的感受。當時我就對我的身體說：「這一輩子我要好好地對待你，將我的健康擺在人生的第一順位。」

過去我依靠大量的身體保健品維持體力，然而在西方的保健品飲食當中，缺乏了對食物熱性、寒性、善性、惡性等理解，即便吃了很多營養品，身體仍然處於浮腫的狀態，氣色也一直不是很好，在短短幾年的學習過程當中，我領悟很多，並開始認真地對待自己的身體，包含著慎選飲食、氣功養生、運動習慣等等的累積，使我的身體狀況改善越來越明顯。

相信自己的選擇，並且讓自己沒有後路，你才會真正願意改變。其實每一個人要變得健康並不難，關鍵在於你願不願意給自己一份認真的承諾，我因為有過親身經歷，所以願意承諾。

與內在的深層溝通

持續地靜心，也是我這麼多年來培養出的一個習慣。雖然我的生活大多在鄉下，但是每天會接受的個案與線上諮商其實數不盡，我會透過與自己靜心的時刻，好好地與自己溝通，排解掉自己的負面情緒與我接收到的負面能量。

愛自己的起始點，就是在你有足夠經歷你的生命時就會有體悟，而這份體悟需要緣分推展才能得到；當你不願意再這樣匆忙、容易被影響的氛圍之下，像一顆棋子一樣被左右著時，你就會有所體悟，而願意學習靜心。

靜心可以幫助一個人的內在完全地沉澱，我們在一天的生活當中，或多或少會處於忙碌不已的狀態，而沉澱的過程會幫助你反思這一天所發生的事情。你會在短暫的一天內，看見自己哪裡需要修正，或是受到了某些挫折，所以我建議你把這些過程好好記錄下來，一年之後的同一時間，你再來觀察，是否有同樣的循環發生著。

生命很特別，我發現每到冬天，大多數的人心情容易被無力感、比較沉悶的情感所困惑；夏天人們則容易衝動、做錯決定、情緒不穩定且容易生氣。種種跡象證明我們受著外在事物的影響，然而我們可以擺脫這樣的輪迴嗎？

四季不斷地循環，但我們的人生需要成長與改變，不能持續在同樣的課題中繞不出來，因為人生有更多更值得我們享受的一切。每天的沉思和靜心可以幫助我，在循環的四季當中，體驗許多不同的事物，而不被它掌控。

靜心，就是愛自己最深的承諾，不只是對身體健康的承諾，也是對心靈給予承諾。

靜心沉思

相信自己的選擇，並且讓自己沒有後路，你才會真正願意改變。

第五章

生命願景——看見每一位生命行者

好好地把握接下來的光景，人生將開始不同。

從這一刻開始新人生

在我們的生命裡，最大的幸福不再是享受靈性的感受，而是在真實人生好好地愛過。

每一個人都在努力往上爬，找尋自己最想要去的地方。

上天有時就像我們的父母一樣，祂愛你的方式可能不是你喜愛的，甚至會讓你產生誤解或是怨懟，但愛的本質沒變。有的父母對自己的兒女非常嚴格，但不變的是父母對孩子的愛，上天也是如此。在過去的生活當中，我也曾經產生退縮甚至想要閃躲的念頭，因為太辛苦了，我的感受特別清楚，尤其聽到那些惡意批評，壓力只會越來越大，當我認清這就是自身的影響力時，心裡才得到釋懷。

二〇一四年開始，座談會加入了更多身心靈成長的內容，僻靜會陸續開辦，菩薩將核心擺在人的成長與蛻變。經過這些年，我覺得是時候與大家分享我的成長與蛻變，我很樂意將這樣的過程，透過文字告訴大家，**人的靈魂會接引你走到更高的境地。**

勇氣與重生

我自認是個意志力滿堅強的人，對於自己所選擇與喜愛的事物，我都樂於學習，這兩者影響了接下來的生命路途。這一路上我感受到菩薩希望我入世，學習人生的旅途，最快的捷徑就是不斷跟人相遇、相處。但並不是每一位前輩與老師都有菩薩一般的慈悲與包容，這是我當時最大的誤解。許多師父與導師都擁有個人的習氣與自我防衛心，在台灣這塊土地上，同行相忌無所不在，最終總是不歡而散。

在這樣的經驗之下，我願意將這一路的改變與退避過程，完全敞開跟大家分享，因為**我們不會永遠停在此刻，也相信自己會不斷地成長**。我很珍惜每一位認識我的朋友與學員，這是很深的緣分，所以我更應該分享我的資源，與大家一起成長、蛻變。

願意分享的人，絕對有很多的福報，因為有足夠的能量與資源才能夠和周圍的朋友分享。勇氣，則是我給自己最直接的座右銘。

菩薩告訴我：「我們正在走一條從沒有人走過的路，跟我們同行的人也是如此。」

努力做著相同的一件事情，就是我這一路未曾改變的過程，不知不覺竟已過了七、八年。

很少與大家談到我內在轉化的過程，一年中我至少會有一次獨自僻靜，隨著菩薩的安排到不同的地方進行深入靜心的體驗。二〇一七年的僻靜過程對我來說非常深刻，每當要準備進入僻靜的時候，就會有很多外在的事物干擾著我，在深入的僻靜中獲得最大的感悟是，給自己二〇一八年的目標是修慈悲，要先對自己好，才能擴展並分享給他人。

先懂得為自己而活著，也要先對自己好，才會有人對你好。

奧修啟發我對靈性的研究興趣

二十世紀的靈性大師──奧修，打開了我對靈性的第一道門。首先引起我注意的就是，男性原來被允許可以掉眼淚。在傳統的觀念中男性所被賦予的角色，若是透過流淚抒發情感，便被賦予了軟弱、不夠堅強等等印象。這樣的價值觀與真實的狀態其實有很大的衝突，也沒有更深入的說法，可以讓我解開謎題。

「眼睛，能夠有看見真理的能力，而眼淚可以洗滌情緒，使心更加明亮透徹。」

經由奧修，我知道如何透過文字的知識與這些先知的力量，突破衝突與矛盾。有人可以天生就不在意這些外在的價值觀，例如錢、外貌等等，這是一種福分，但在現代人的人生，仍然會有不同的課題在等著他。而某些朋友就和我一樣，想要化解這些內在的矛盾與衝突，找尋內在的真理。

這些過程是我高中一年級時內在的困擾，很慶幸能在還沒接觸到菩薩之前，就得到這樣子的啟發，使我對靈性世界充滿好奇，深深著迷。

知識使我遠離了人群，我開始進入浩瀚書海當中，走進書店大量翻閱奧修的翻譯文學，我找到一個可以依循的道理。這看起來是個好現象，但其實只是一段好的過程，我可以輕鬆地說出具有深度領悟的話，當時有許多長輩把這個現象認為是「並不是我在說話」，是神透過我的身體，正在訴說的真理。

「我」開始無限地擴大，成為一個無時無刻都與神劃上等號的人，眼中也就沒有別人的存在。我把這整個過程定義為上天給我最佳的考驗，自大、自負這些狀態完全與我貼合，使我失去了預知能力。喪失這些能力之後，我不得不回歸到現實生活，好好當個學生，必須接受我們都是一般人，無法享有任何預知事物的優越感。奧修帶領我感受無限的宇宙，但最後我也迷失在這個靈性氛圍的過程。

這些靈感，最終都因為走回生活之後，我開始懂得靈性的感受，遠遠無法勝過生活之中真實的情感。

學習愛人，學習被愛，學習接受喜歡的人不愛我們，學習讓喜歡我們的人，順利走進我們的生命之中。學習在愛中的每個課題，如果你真實地愛過，你就能懂。

在我們的生命裡，最大的幸福不再是享受靈性的感受，而是在真實人生好好地愛過。因為愛，我學會懂得人生該追求的，不是在靈性的文字當中，也不在預知他人的能力之中，而是在於人生有好好愛過的感受。

如果你的人生還沒好好體驗過「愛」，那就勇敢地跨出去，好好愛一回吧。

靜心沉思

先懂得為自己而活著，也要先對自己好，才會有人對你好。

快樂人生的第一步：重視健康的身體

來到這個世界上，若不健康，就無法好好地體驗生命的美好與感受……

看得見的一切，始終暗示著看不見的一切。

這個世界所有的一切都是相互呼應著，我們身體最大的器官就是皮膚，而這個外在的器官，同時可以呼應在皮膚底下所有器官的運行狀態。一個人健康與否，可從皮膚表徵窺知一二。

從大自然反觀所有的生命，我們必須要認清每一個生命都必須回到重視自己本身開始，生命才會開始擁有生命力。

來到這個世界上，身體對我來說是一種形式上的制約，我們受到很多的限制，例如高矮胖瘦，外表的條件是美麗或者平庸；但是一切都必須回到是否是健康的本質上，若不健康，就無法好好地體驗生命的美好與感受。

為自己的健康奉獻

我的工作，是引領大家進入靈性的世界，學習身、心、靈的提升與健康。這幾年來我在好朋友身上看到，在身體失去自己的控制力時，才會明白健康的重要。這一兩年，我不斷地跟大家耳提面命，希望周圍的每一個人能得到真實的健康，都能好好面對身體的課題。看著認識的生命消逝，使我更加珍視健康，我的願望不大，就是希望每一個人能好好活著，**把握自己的生命，不要蹉跎**。

影響著健康的因素非常多，但最主要是自己是否重視這件事情。越不動，身體就會越來越差，不讓自己有任何藉口，每一個人都會面臨老化的問題，「體力、疲勞、代謝」這三者時時提醒著我們，生命正在老化。

我過去基本上是只願意做基礎氣功、運動功法的人，然而在開始運動之後，我可以感受到體力與精神的提升。不用吃太多平衡健康的食物，像是上火、疲勞、痠痛等等症狀，我都有其相對應的飲食法，但自從真正動起來之後，身體有了很大的修復，吃的就更省了，加上健康的飲食模式，身體的氣色與各方面狀態都更加穩定。

動起來，真的不限於任何的方法，所有的方法都很不錯，只要不過度就好。超量的運動的確會影響到健康，以台灣來說，大多的人都有代謝問題，這不單單是靠飲食就能改變的，而是需要搭配運動才會有顯著的改善。

男女的身體構造有所不同，需要的營養與運動也不同。對男生來說，飲食均衡加上適度運動，很容易便能獲得良好的體態與健康；而女性的體脂肪本來就會比較高，這是因為有子宮的關係，身體會自動儲存脂肪將其保護。正因為如此，**身體需要補充許多好的油分，好的油分可以幫助內分泌穩定運作**。相對於男生來說，女性更需要有穩定的運動習慣，體脂肪才容易保持在標準的狀態。

三年前，我受聘於一間知名健康機構，擔任靈性顧問的職位。在那期間，其創辦人為我量身打造的健康改善方案，使我獲益良多。

當時我的身體很虛弱，過度的勞累並且沒有任何運動習慣，身體狀況一直不穩定。我搭配著健康的飲食法，並同時進行排毒療法，在短短一年之內，身心逐漸穩定了下來。自此我沿襲著這個養生的方法，到近一年我更是要求自己在飲食與身心運動上缺一不可。

我當時第一次體驗到所謂的「身心舒暢」，當下我給予自己一份承諾：我願意為自己的健康奉獻，也願意為所有朋友的健康奉獻。在我身旁看我一路走來的人，可以感覺到我下了多大的決心跟心念，身體力行，擺脫不健康的人生。

向甜食和垃圾食物說再見

甜食，真的會影響健康，產生細胞與器官的慢性發炎、肥胖代謝不良等等問題，在我的經驗裡「一顆糖會勾引下一顆糖」，可謂不是一輩子不見，只是此時與糖不適合相見。

甜食會使人體血糖變化大，人們自然會喜愛血糖快速上升的那種快感，血糖快速飆高時，心情會隨之起舞，但上去得快，下降得也快。若時常這樣，胰臟分泌胰島素的工作會變得艱辛，久而久之，糖尿問題也容易找上門。糖尿病最主要的原因就是來自於胰島素分泌的問題，雖有報章雜誌說明，甜食不是造成糖尿病的主因，但確實會間接影響，少吃對你的好處絕對比壞處還要多很多。

當你不再被任何過度加工的食物綁架，就是生命之中最大的自由。當你願意忌口，願意擺脫垃圾食物之後，便會獲得更大的自由。

生命的體驗，並不是建立在享受美味上，當你自由之後，偶爾嘗一點其實影響就不那麼大了。戒除垃圾食物，還有一份很好的收穫是，身體與心情會時常保持在穩定的狀態，比較不會莫名地心情低落，或是鬱鬱寡歡。

這些年遇到的每一個個案，那些願意改變的，人生都有很大的翻轉；還沒改變的朋友，給自己一個機會吧。

靜心沉思

希望每一個人能好好活著，把握自己的生命，不要蹉跎。

快樂人生的第二步：從裡到外的亮麗

從裡到外的亮麗如何而來，就從感謝那些曾經的遺憾開始。

快樂人生的基礎來自於健康的身體，接著就是從裡到外的亮麗，這份亮麗指的是，一個人由內到外所散發的自信心。當你充滿自信，快樂自然就會隨之而來。

不願錯過的人生

常聽人說：「要把握你現在想要把握的一切。」

我們究竟要把握什麼？

讓我陪著你好好想想，這輩子你在乎的那些人、事、物，你盡了多少力去把握？

我的人生並沒有太多實際的情感經驗，大部分是來自前來諮詢的人，

我看見不願錯過自己人生的那群人，他們在乎著當下的一切，在意自己愛的人是

否得到他的關心。而我透過這些人不同的經驗交叉比對，怎麼樣去面對感情，最終才會幸福。

記得菩薩告訴我：「你對生命奉獻了多少，祂就會回饋你多少。」我們可能在乎愛情，但我們願意為愛情付出多少？

大多數的人，對於越是在乎的一切，越是不在乎地對待，為了得不到的情感而抱怨，那我們願意努力付出嗎？

快樂人生的第二步，是如何讓我們看見自己真實的模樣；當你看得越真實，越是要去改變。

然後呢？

外貌、個性、人際關係，影響著我們最在乎的幸福，看清楚自己的不足，就是我們要去努力的，將不再停留在只有看見自己問題的階段。

這些年我看見的每一個人，來詢問如何尋找自己的幸福，但最大的問題是，我們願意為幸福付出多少的努力。

你現在的人生，也就是過去努力所累積的成果，我們先為現在的人生好好地找出問題吧。

你有用力愛過的那個人嗎？如果你還沒有感到幸福，那麼回頭看看過去的感情，或許可以找到自己不幸福的答案。

致那些我們愛過的人

那些年，我們曾經愛過的那些人帶給你什麼？

如果你對這一切沒有什麼感覺，最大的可能，就是你在感情之中沒有真實地、好好地體驗，那麼你要做的，就是跨越讓你不願意付出真心的課題。

在你一生當中，讓你曾經很愛的那個人，他們在哪裡？過得好嗎？再見到他或她時，你該要用什麼樣的心態呢？

在這個過程之中，你需要在乎的是認清你的生命價值，而不是這段感情仍否有未來；然而在還沒找到答案之前，是很難感受到幸福的。回首過去，為的就是明白這些年，你們為人生各自努力了什麼？

曾一起寫下的一切，在你的人生中發揮了什麼樣的化學作用？

在這些年裡，我見到在感情中還沒找到幸福的人，都會建議他們好好地回想，你對上一段感情誤解了什麼？

或許在重逢與追尋的過程當中，單身的兩人同時在社會允許的狀態之下，找到了彼此的共識，然後結婚了！但大多的經驗當中，再一次的見面，是為了使彼此找到各自幸福的過程。

曾有個女孩來找菩薩諮詢，希望能夠找到一個讓她幸福的結婚對象，但在這個過程當中她感到迷惘，因為一直沒有適合的對象出現，我請她關注過去她最在乎、最愛的那位前男友。

「前男友」這三個字，在她心中有一份很深的負擔，這個男孩有著很大的名氣，不是對她不好，而是沒辦法給她承諾。

最大的原因是這個男孩不願意把愛分享給這位女孩，這也是很多感情沒辦法真正走下去的原因，若是有愛便能度過一切。**有愛，才能包容一切，若不願意再付出，那說得再多都只是虛假。**

重新與前男友見面後，他們從彼此的眼神中找到過去的默契與關愛，在這整個過程中深層的連結重新被開啟，我告訴女孩：「你需要重新感覺他是否願意承諾」。

在相處一段時間之後，他們的關係越來越密切、形影不離，友達以上，戀人未滿。看似一切美滿地進行，男孩卻遲遲不對女孩給出承諾。女孩來問我：「怎麼辦，他還是不提接下來的打算。」

即便已經共枕眠，但對方仍然沒有提出對未來的想法，女孩在那一夜勇敢地發聲：「你希望我們彼此接下來怎麼發展。」

男孩回：「我還沒準備好給你任何承諾，對於我的工作，我還沒做到理想中的成績。」那一夜，女孩雖然身體與他相擁，但心已與這個男孩分離了。

女孩問：「我還要繼續等待下去嗎？」

「你自己會明白，等待的意義是什麼？若一個人對愛無法承諾，你們又怎麼能夠幸福？」

女孩在那一刻懂了，想通了。「這麼久以來，我都在委屈求全想要遇見一個男孩願意為我付出，但不值得我這樣付出青春歲月，來等待這些不願意給承諾的人。」

我告訴她：「那些不願意給你真心承諾的人，是沒有資格來愛你的，因為你接下來會認識願意為你付出承諾的人。」

後來，在她還沒遇見幸福之前，經歷了兩年的空窗期，用工作填滿一切，在這期間她不斷問我，會不會有好的桃花出現？我始終要她多等等、多看看，沒那麼急！

兩年過去了，終於在她的工作場合當中，出現一個她覺得不錯的對象。我記得我們見面時她將對方的照片傳給我：「他可以嗎？有沒有機會！」

我告訴女孩：「就是他了，就是嫁給他了！」

她當時笑得燦爛，告訴我：「怎麼可能呢？我們還沒認識。」

後來沒多久他們就戀愛了，彼此克服各自的個性與生活難題，一年的愛情終於開花結果。

我記得當時這位女孩的老公親自來感謝我：「你的一句話，成就我們的感情，我們彼此在第一眼就互相喜歡，真的很感謝。」

我想，我的一句話沒有那麼大的力量，只是他們認出彼此就是願意給予承諾的終身伴侶。

在寫這則故事的當下，他們也已經有一對龍鳳胎囉！

跟她聊起前男友的時候，我們得到一個共識，一個還沒準備好承諾的人，或許沒辦法給予你想要的幸福，但可以帶給你生命的故事與洞見，使你遇見真正能夠讓你幸福的人。

感謝那些遺憾

從裡到外的亮麗如何而來，就從感謝那些曾經的遺憾開始。

過去的遺憾之中，總藏有屬於你的獨特洞見，而洞見可以為你帶來真正的幸福。

故事中提到的女孩，在經歷上一段感情之後，她給自己很大的改變，我告訴她要好好重視外表。

我常告訴她：「這個世界上長得比你差的人很多，可是他們是多認真地打扮自己、愛護自己，而你爸媽給你這副好的容貌是如此珍貴，好好地珍惜與愛護，不要讓自己總是疲累、邋遢，這樣你爸媽給你的一切，豈不是浪費了。」

我不斷地提醒周遭的每一個朋友，老天爺很樂意幫助願意幫自己的人。

我們都需要成為一個有內涵的人，但身處於用眼睛來認識外在的這個世界，若好好打理自己，可以使透過眼睛認識我們的人，更快地認識到我們的內在。

願你從心開始美麗。

靜心沉思

當你充滿自信，快樂自然就會隨之而來。

快樂人生的第三步：靜心提升生命品質

靜心不單單只是存在於靜坐之中，而是當你實踐生命的洞見當下，靜心就會發生了。

所有生命的洞見都是從情感中誕生的，無論從親情、愛情、友情，在任何的情感之中，認真地感受與領悟就能得到洞見，當洞見被實踐，靜心就會發生。

當我們不只是我們

我們對萬物都存在情感，有些在情感之中迷失的人，誤解著情感當中所存在的不友善，包含恨、怨懟、傷痛。在還沒被淨化之前，這些都是生命中最大的脆弱，我們害怕被提起，害怕面對這樣的問題。

情感，難也不難。寫這本書的最大理由，就是為了解決更多人對生命的疑問、對情感的困擾，而最大的問題是這些令你痛苦的一切，在我們的心中，你早已跟他們分離成受害者與加害者的相對關係。

對我而言，「我們」是將你所喜愛的人圈在一起的象徵，而你所不喜愛的人、事、物將在「我們」之外，你也是這樣劃分的嗎？

要解決這些使我們痛苦的情感，就要從心裡面，將你所討厭的一切，將這些人、事、物重新放回到「我們」之中，才能真正地理解你們之間到底出現了什麼樣的問題。**當生命與另一個生命相遇時，就會產生情感，而在那一刻就會成為了「我們」**。

「我們」的誕生其實很有趣，在這一生當中，對話與溝通是所有人都要面臨的課題，而這一生總有些自己想要說的話，還有那些別人想聽的話。

當「我們」誕生之時，就會說出剛好是對方想聽的話。反之，若「我們」不再是「我們」的時候，彼此說的話就都不是相同的需求了。緣分就占了其中最大因素，因為說的話可能一樣，但是對方聽到的感受會有所不同。

願意理解與解開不解

你願不願意了解，那些使你痛苦的人，以及讓你感到不解的人呢？若你願意走進了解的階段，就能慢慢從受苦的感受之中走出來了。在我的心中，這個世界上的每一個人，都不想當一個令人感到討厭的人，或許只是他的選擇令人感到不解所造成的。有時那份不解，是來自於你的人生未曾經驗過那樣的感受。

在我出書前的一段日子，我做了一份決定，就是取個新筆名。這個決定也讓許多人感到不解，在前兩本書我是用本名，但為何到這一本書時要更改呢？

我可以理解許多人的不理解，但如果你願意理解，那麼你便會跟我一起走下去。這些年學會的一件事情就是不強求。強摘的果子永遠不會甘甜，小小的一個改變，也運作著周邊的人的看法，但我順應著接受這樣的改變。

這個改名的想法在我心中藏了很久，但始終都沒有遇見我最想要找的那個名字，所以等了很長的一段時間。也有些人認為，為什麼菩薩不直接跟我說，或幫我起個筆名呢？

「這個世界上，術業有專攻」，菩薩告訴我，想要改名字就要等機緣，在緣分的安排之下，我遇見了替我改名的這位老師。其實在過去的人生當中，我是反對改名的，理由是我認為姓名是來自於父母給予我們的祝福，姓名的確具有能量，但最重要的是要喜愛自己的名字。

在得到新的姓名的前幾日，我與弟弟談到，會不會我以前就曾看過這個名字呢？這位老師告訴我：「這二十年來我取了無數個藝名，但你是我唯一取的筆名。」那一天看見名單上「紀雲深」這個名字時，我心裡明白就是它了。「雲深」這兩個字完全印證了我的預感，我的好友釀造了充滿能量的松針醋，而他的品牌裡恰好有「雲深」，在過去幾個月不斷在我腦中出現，這一切就是緣分。

第二天我就與大家分享了新筆名的訊息，有的人喜愛也有人不喜愛，但我都把這些朋友視為「我們」，我花時間與大家說明我的願景，與這個名字對自我的啟發，就敞開心房地接受吧。

解開生命的不解，就是使我們在解開的過程當中，自己會得到一份強烈的洞見，**而在此刻你的心會感到無比平靜與安定，那一刻，靜心就再發生了。**

在這些時間當中，我最大的感悟是所有的領悟與感受都需要從心中分享出來，分享的過程就能得到一份靜心的感受，尤其可以透過你的人生經驗，好好地將這些領悟訴說出來，成為一則對你的人生有所成長的故事。這一則故事就會帶來一層更深的啟發，而在訴說的過程，就是一種靜心。

寫這三本書的過程當中，最深刻的就是內心感受到一份很深的觸動與寧靜，這超越了我在靜坐時所達到的寧靜，因為這些故事會帶給無數的人寧靜的啟發，這就是一份最大的靜心。

一本書的誕生，影響了無數人的心靈與觀念，也陪伴了許多在心靈受苦的人，從中感悟自己的生命問題，可以套用著這樣的方法，得到一個解答。

那些讓你痛苦的事，可能是你最親愛的人給你的，但絕對不是那些無關緊要的路人。而在解決這些事的過程當中，我們也需要被陪伴與理解，透過文字的陪伴，你的每一份感受就會有了出口，無論再苦再難，都能夠堅強地走過。

擁有與失去

靜心是在你領悟的過程中，獲得的最大禮物。擁有一段關係，失去一段關係，在這些變化之中我們會不斷領悟人生的真理與道理，即便在這個過程當中心會有多辛苦，但一路上，我們不就是這樣走過來嗎？

在人生的最後，我們學會放下一切外在的事物，生命品質就是從離開與放下的過程當中不斷地提升。

當你有所領悟，便能懂得。放下某些情感之時，便會得到一份很深的寧靜，這一份放下不是失去，而是你已經經驗完這段情感之中的好與壞，願意使自己走向更好的境界。

靜心沉思

所有的領悟與感受都需要從心中分享出來，分享的過程就能得到一份靜心的感受。

生命願景：遠離憂鬱

先理清楚在過去的人生發生了什麼？要怎麼面對接下來的人生？當你願意給自己一份願望，希望出現了，憂鬱就不在了。

生命願景如同是一趟旅程，關乎的是我們對人生的某些領悟與洞見是否實踐與看見了。對我很熟悉的朋友曾說：「我覺得你真正在乎的，是在你親身經驗之後所領悟的道理，那些無論身體的保健、心靈的提升、對靈魂的洞見等等，也才是你會遵循的。至於外面聽到，或是看書得知的，你通常都抱持著多看、多聽的態度。」

在我很小的時候，我和好朋友放學準備一起走到補習班時，他拿了一張自己的照片給我，說道：「你是我最重要的朋友，把照片放到你的皮夾裡，當沒有見面時，就可以看著照片想到我。」

這是我對友情很重要的學習，那時學到這就是「最好的朋友」的象徵，我們都有類似這樣的過往，透過他人的付出而學會的生命經驗；但往往這樣的經驗也可能會被同樣的人推翻，這份友情大約維持到高中就斷了聯絡，那張照片也找不到了。

生命中最有趣的，就是當一件事情被推翻了之後，會有另一件值得你相信的事情出現。不久之後我相信，「眼前能看得見、能夠把握的事物與朋友，才是真實的。」對情感的得失心，也因為這樣逐漸變得平常心。

這是我從出生有意識以來，與生俱來的感受，那就是**相信自己所體驗的一切**。

我相信大多數人的人生也有類似經歷與想法，直至我遇見菩薩之後，我看見了一份新的洞見。菩薩在面對所有人的生命問題時，總會有一份超越他所體驗過的生命洞見，如果他願意採納，生命就會有大翻轉。

菩薩曾說：「生命如同一趟旅程，既然是旅程就要認真地體驗，但過於在意使自己變得憂鬱，會耽誤更多接下來的行程。有些暫時沒辦法解答的問題，在接下來的人生中會得到答案。」

錯過的風景旅程

憂鬱，對我來說就是一個不願錯過風景的過程，執著於過去的風景。

在過去的人生經驗裡，若將一切的事物視為風景，有甜蜜、幸福的光景，也有殘酷現實的風景，當那些殘酷的畫面刻劃在我們的心中，久久揮之不去，那麼就成了憂鬱的狀況。

菩薩總告訴憂鬱的朋友，憂鬱，是使你無法認真感受幸福光景的阻力，那何不嘗試看看讓你自己幸福呢？

菩薩說：「這些憂鬱的歲月當中，你錯過了什麼？」

有的人執著於感情、身體的病痛，在這些外在真實發生的事物，總會使我們不斷追究錯與對，這些對錯最後的答案如何，根本不是他們所在乎的。

我們能幫忙的對象，是還有自我意識想要求救的人，當這些人透過靜心的學習，透過菩薩分享這些年的個案穿越生命的洞見，他們**不願再耽溺在過去痛苦的情感當中，好好地把握接下來的光景，人生將開始不同。**

十年就是一趟旅程

我們的人生，可以用十年為里程，規畫為一段旅程的起點與終點，這十年對你來說，你將會體驗什麼？你想要體驗什麼？

如果你今年三十歲，那麼你已經經歷過三段生命的旅程，第一段旅程你可能懵懵懂懂的，第二段旅程你正在體驗你所學會的知識，如何妥善運用在你的生活當中，而第三段旅程就是真正踏入社會，你可能會遇見更多的真實，這包含你所遇見的人、事、物裡，可能有傷害與謊言，但你更能開始規畫你想要做什麼。

回頭看，每個十年對你來說都有不同的意義，如果你曾經憂鬱，那麼十年間你憂慮了什麼？你將憂鬱與憂慮的情緒，帶入下一個十年了嗎？若你真的不想再憂鬱，你想為未來的十年寫下什麼？

我的第一段旅程，擁有了很多的愛，接受了很多的讚美，我沒有多想任何的事情，開心地做自己。

第二段旅程時，我正在經歷除了我自己的感受之外，還有別人的感受，我需要跟別人的感受取得共感，才有更好的經驗發生。而在這一段旅程當中相對精采，因為這裡包含著爭吵還有不合，甚至有了傷害到自己與曾經傷害過別人的經驗，在這些經驗當中，我得到了一份很大的禮物，是第一段旅程所沒有的，那就是「反省」。這一段旅程使我體會到對與錯是一體兩面，誰都不想要錯；但如果你很孤獨，即便你是對的，那麼這樣的「對」是我們真正想要得到的答案嗎？

直至第二段旅程結束時，這份答案仍然還未解開，這段旅程當中，我經歷了日本的宗教修行、水晶學習、座談會諮商、塔羅牌學習、伽藍菩薩走入我的生命以及出書，這些外在的事件在短短幾年內快速運行，但人生的答案並沒有就此解開。

接著，我就踏上了第三段旅程，這一段旅程我擴展了更多對於生命的解答，包含談戀愛、工作、僻靜會的開啟，這一個十年只過了一半，我便花了很多時間在處理群眾的問題。我也很重視自己的改變與成長，對於情感跟家庭生活，我慢慢想要把它區分開來，我覺得若還沒有分享的必要時，會選擇獨自的經歷，等時間到了，緣分到了，自然會跟大家分享。

在第三段旅程最大的感悟是，**無論你是怎麼樣的身分，都需要經歷低潮、生死別離、情感的美好與學會失去的過程，其中最大的啟發就是緣分。**

在你人生的旅程當中，你得到了什麼樣的啟發與領悟，不如像我一樣好好地整理吧，你會明白你是如何變化的，還有你未來的課題是什麼？

憂鬱不再

這些年陪伴憂鬱的案例，菩薩最大的方法就是，先理清楚所有人在過去發生了什麼？而你要怎麼面對接下來的人生？希望又在哪裡？我們陪伴了無數的憂鬱靈魂，再痛苦難受的都走過了，你便會看見在走過無數風景後，又即將要經歷什麼呢？

在我的第三段旅程結束之前，我想去一趟印度，這是我給自己最大的一份功課，因為我想要好好體會，好好地進修自我。希望就在你的願望之後，**當你願意給自己一份願望，希望出現了，憂鬱就不在了。**願你有一樣美好的人生。

靜心沉思

不願再耽溺在過去痛苦的情感當中，好好地把握接下來的光景，人生將開始不同。

想說出的感謝

接著我想和大家談談出書的過程，許多人出書的目的是為了知名度，菩薩與我則是為了很多未知的人群，而我帶著這一份祝福，帶著想要與更多新朋友以及一直以來陪伴的這些朋友見面的心。

我從郁文這個名字，走向了紀雲深這個名字。

這一路走來，我很感謝我的家庭給我的學習與支持，讓我可以全心地書寫。

這段路程最重要的觀姐，沒有觀姐就不會有每一本書的誕生，以及慧文姐的幫助。還有許多我真的很想感謝的人，包含為我推薦第一本書，在天上的金導，當時所有人都不認識我，是因為金導我才有機會上報紙宣傳。

在天上的三姐，很想念您，透過您的引薦我才有機會走進監獄演講，菩薩告訴我您在天上過得很好，如果有下輩子希望您能夠健康長壽。

黃大哥，從以前到現在對僻靜會的幫助，我一輩子記在心裡，我會帶著這份祝福，利益更多的眾生。

慈暉姐媽媽，從您開始生病到最後一刻，每一步對菩薩的相信與虔誠，讓我衷心感動，思念您。

「送你一份愛的禮物，我祝你幸福，不論你在何時，或是在何處，莫忘了我的祝福。」

對我來說，這些人都很重要，每一份相處與祝福我都深刻地記在心中。

阿原大哥，一路的支持我總是有說不出的感動，我曾說過，這一路無論多辛苦，但看到有一位長輩走在我的前面，無怨無悔，我這一路受的委屈與辛苦都能順應接受，台灣有一個「阿原」，這個品牌會刻畫在我的心中。

一路走來，幫助過我的每一位助理，沈容、世杰、小凱，願你們在人生有更好的發展，也感謝曾經的緣分。

「謐音．境」的三位老師，感謝曾經的緣分幫助。

還有每一位願意出版的老闆與主編，區先生、菁姐還有這本書的靈魂編輯呂總編，你們都是我心中很感謝的人。

座談會的每一位朋友，因為太多人了，我都記得你們。

曾經相愛過的每一個人，你們都是影響我生命中很重要的人。

一路上，我所體會的提升，就是一份很深的感恩，我們會從感恩之中獲得提升的感受，我們能寬容、慈悲、愛。

因為成為了「神譯者」的角色，才能體會到這麼多的感謝與感恩，而我的生命也在其中不斷地成長茁壯。

我們可以不再埋怨，生活再怎麼辛苦，我們都能好好地度過，願意感恩與感謝，你會看見生命有更多的可能與祝福。

感謝那些苦痛與遺憾，
讓我們成為更真實的自己。

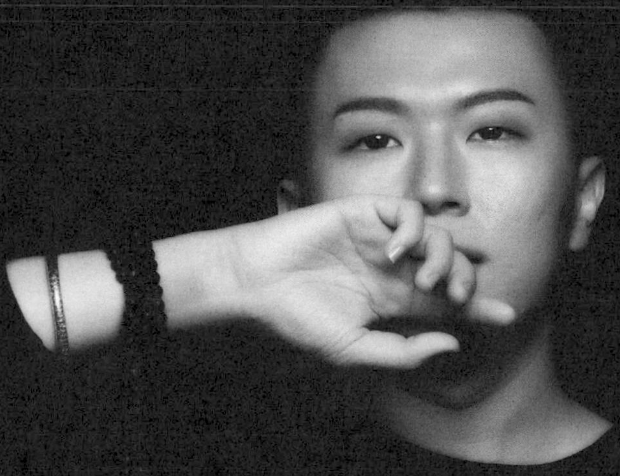

心靈過敏

你的痛我懂，讓我們不再孤單地活著

作者 紀雲深
企劃 陳慧觀
攝影 李俐亞
造型 陳小紘、Tim林季霆
編輯 鄭婷尹
校對 鄭婷尹、林憶欣、徐詩淵
校對協力 陳慧文
美術設計 曹文甄

發行人 程顯灝
總編輯 呂增娣
主編 徐詩淵
資深編輯 鄭婷尹
編輯 吳嘉芬、林憶欣
美術主編 劉錦堂
美術編輯 曹文甄、黃珮瑜
行銷總監 呂增慧
資深行銷 謝儀方、吳孟蓉

發行部 侯莉莉
財務部 許麗娟、陳美齡
印務 許丁財

出版者 四塊玉文創有限公司

總代理 三友圖書有限公司
地址 106台北市安和路二段二一三號四樓
電話 (02) 2377-4155
傳真 (02) 2377-4355
E-mail service@sanyau.com.tw
郵政劃撥 05844889 三友圖書有限公司

總經銷 大和書報圖書股份有限公司
地址 新北市新莊區五工五路二號
電話 (02) 8990-2588
傳真 (02) 2299-7900

製版 興旺彩色印刷製版有限公司
封面印刷 鴻海科技印刷股份有限公司
內文印刷 靖和彩色印刷有限公司

初版 二〇一八年七月
定價 新台幣二八〇元
ISBN 978-957-8587-32-8（平裝）

國家圖書館出版品預行編目（CIP）資料

心靈過敏：你的痛我懂，讓我們不再孤單地活著 / 紀雲深著. -- 初版. -- 臺北市：四塊玉文創, 2018.07
面； 公分
ISBN 978-957-8587-32-8(平裝)

1. 心靈療法 2. 生活指導

418.98 107010296

SANYAU
http://www.ju-zi.com.tw
三友圖書
友直 友諒 友多聞

傾聽的溫柔——親子教育

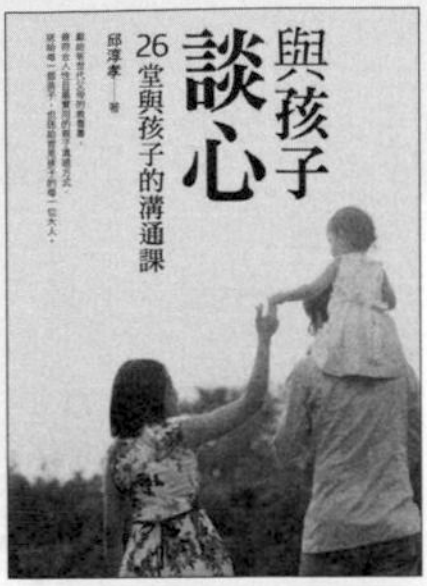

與孩子，談心：26堂與孩子的溝通課

作者：邱淳孝／定價：350元

沒有人生來就會當父母，想要了解孩子，就必須重新認識自己。這是一本獻給新世代父母的教養書，最符合人性且最實用的親子溝通方式，送給每一個孩子，也送給曾是孩子的每一位大人。

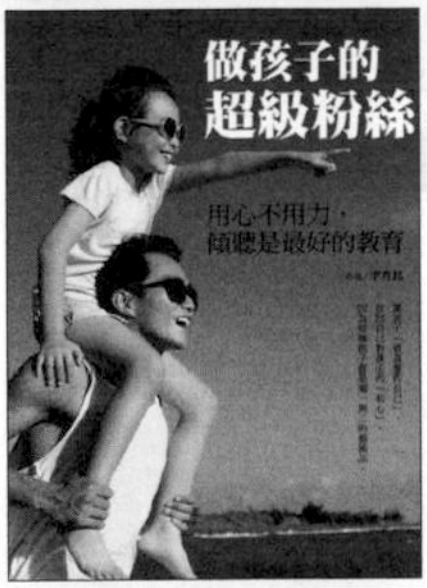

做孩子的超級粉絲！用心不用力，傾聽是最好的教育

作者：李育銘／定價：300元

發掘孩子的潛能，不讓孩子只成為你要的樣子，因為，孩子比你想像的還優秀。成為孩子的伯樂，卻一直是開始做爸爸之後努力扮演好的角色。作者要與讀者分享的不是怎麼教出名校高材生，而是如何讓孩子擁有屬於自己的人生！

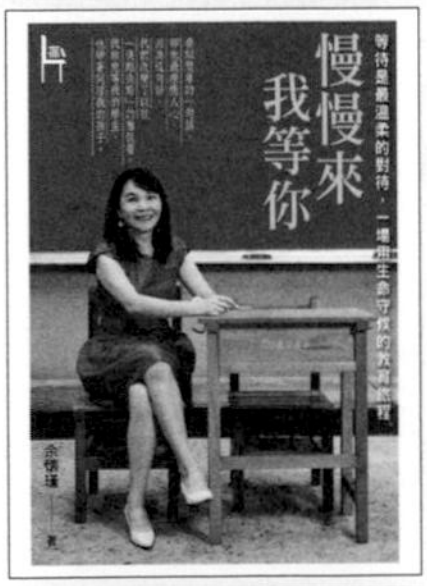

慢慢來，我等你：等待是最溫柔的對待，一場用生命守候的教育旅程

作者：余懷瑾／定價：320元

一位家有身心障礙孩子的媽媽，一位願意付出努力帶頭做，引導班上孩子學習如何面對班上有身心障礙者的同學的老師，仙女老師的一句話：療癒了自己、孩子、學生，這句話，也將療癒你和我。

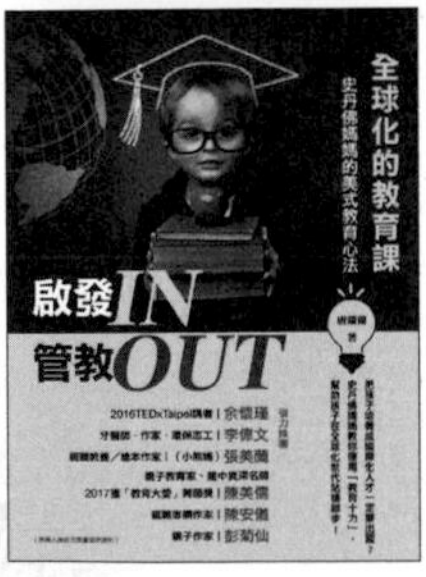

全球化的教育課：啟發IN、管教OUT，史丹佛媽媽的美式教育心法

作者：唐蘭蘭／定價：320元

在這個提倡全球化教育的世代，「啟發」孩子遠比「管教」來得更重要。取得史丹佛大學、中國傳媒大學雙碩士，中美教育研究者唐蘭蘭以自身經驗分享給讀者「教育十力」，讓你拓展孩子的視野，運用美式教育教出擁有世界觀的孩子。

好好愛自己——超脫人生

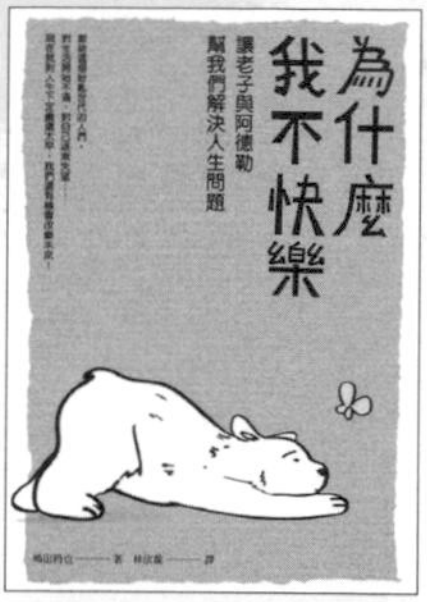

為什麼我不快樂：讓老子與阿德勒幫我們解決人生問題

作者：嶋田將也／譯者：林依璇／定價：260元

作者嶋田將也結合心理學和哲學，開創獨特的思考技巧，引用老子與阿德勒的思想，來探討關於心靈、情緒、成功等主題，希望能減少這世上人們的煩惱。現在就對人生下定義還太早，我們還有機會改變未來！

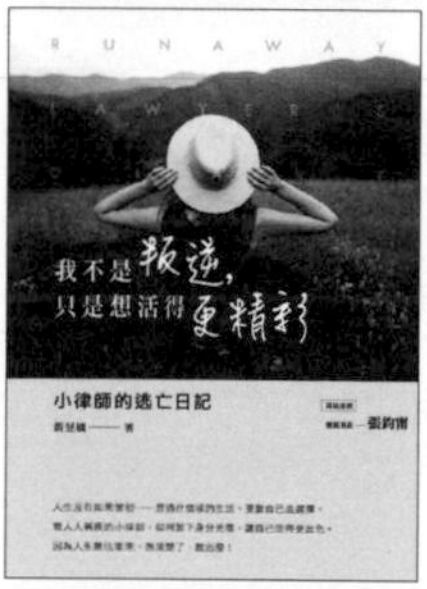

我不是叛逆，只是想活得更精彩：小律師的逃亡日記

作者：黃昱毓／定價：350元

人生沒有如果當初……想過什麼樣的生活，要靠自己去選擇。看人人稱羨的小律師，如何卸下身分光環，讓自己活得更出色。因為人生無法重來，想清楚了，就出發！

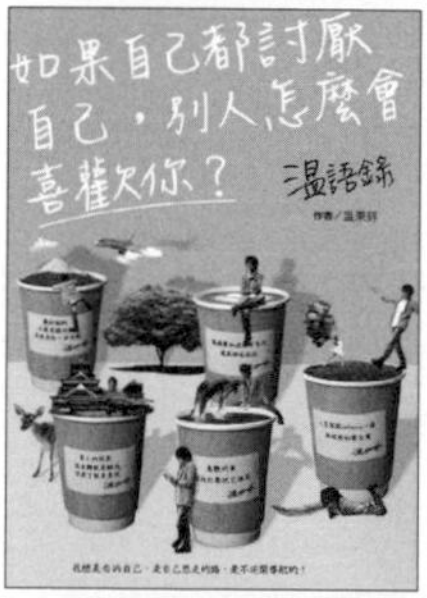

溫語錄：如果自己都討厭自己，別人怎麼會喜歡你？

作者：溫秉錞／定價：350元

不費力的生活從來都不簡單。大聲告訴自己：人生與夢想，無論哭著、笑著都要走完！就和溫秉錞一起品味人生百態，哭完、笑完後，心也暖熱起來！

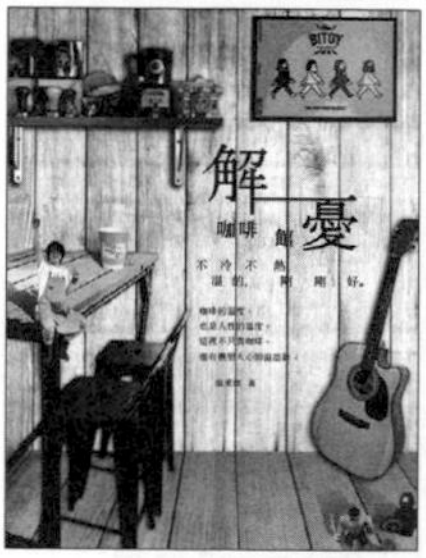

解憂咖啡館：不冷不熱，溫的，剛剛好

作者：溫秉錞／定價：340元

咖啡的溫度，也是人性的溫度。有一家咖啡館老闆，總會在每日的外帶杯上，留下一句充滿溫度的句子。希望每一位來到店裡的人，在品嘗咖啡之餘，也能得到心靈上的力量。這裡不只賣咖啡，還有撫慰人心的溫語錄。

人生後半場——老後生活

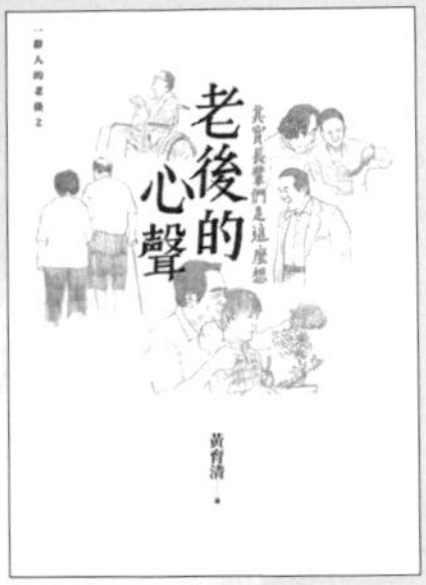

老後的心聲 其實長輩們是這麼想：一群人的老後2

作者：黃育清／定價：300元

練習，放心安老的人生後半場，最翻轉傳統的銀髮共居故事集又來了！爺爺奶奶、阿公阿嬤作夥過生活，出乎意料的超青春、超勵志、超暖心，絕對讀到豁然開朗猛點頭，笑笑向前走。

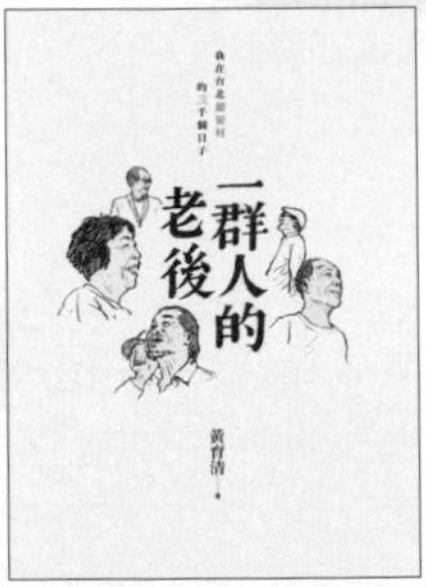

一群人的老後：我在台北銀髮村的三千個日子

作者：黃育清／定價：290元

同居共老，一種人生七十開始的幸福選項！慢享幸福，晚年不晚，這裡記錄了我和我的老朋友們的第四人生；一起度過了三千個銀光閃閃的暮年日常，一部相互陪伴、笑著走下去的老後生活書。

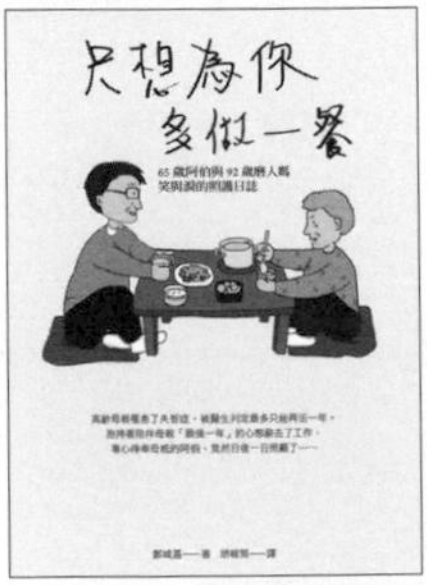

只想為你多做一餐：65歲阿伯與92歲磨人媽，笑與淚的照護日誌

作者：鄭城基／譯者：胡椒筒／定價：330元

韓國人氣部落客「藍精靈阿伯」的溫暖之作。為了照顧失智症中期的母親，65歲的兒子每天為92歲的老母親下廚煮飯。在以歲月凝聚而成的大鍋裡，加入酸、甜、苦、鹹各式佐料，品嘗愛與記憶串起的人生滋味。

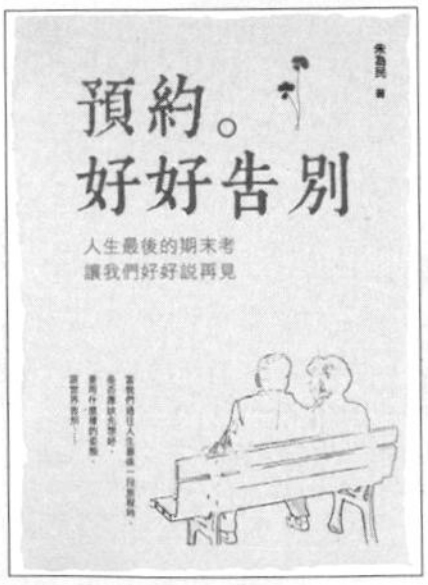

預約。好好告別：人生最後的期末考，讓我們好好說再見

作者：朱為民／定價：300元

旅途總有終點，在人生的最後一刻，你曾想過，要怎麼自在又從容地下台，又怎麼有尊嚴地離開，讓我們一起預約一場美好的告別，讓我們一起好好說再見……

學會理解愛——療癒成長

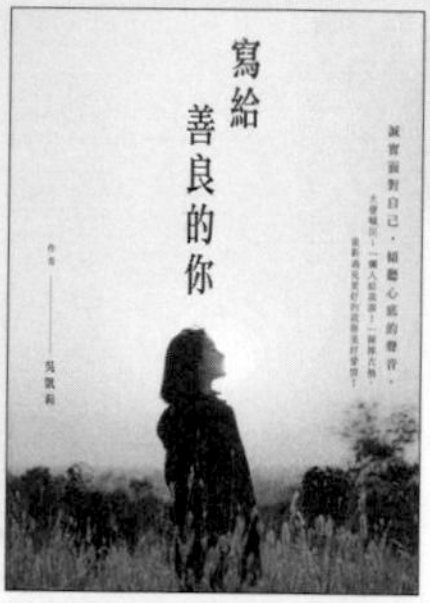

寫給善良的你

作者：吳凱莉／定價：300元

是不是我還不夠好？為什麼愛得那麼累？兩性專欄作家凱莉，以犀利、幽默的口吻，直指關於愛情、婚姻、閨蜜情誼等各種疑難雜症，以真實案例與故事，和讀者分享這些你我都可能遇到的人生難題，一起學習如何愛。

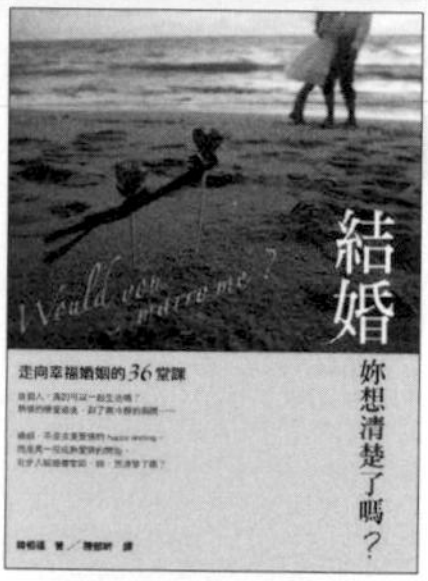

結婚，妳想清楚了嗎？走向幸福婚姻的36堂課

作者：韓相福／譯者：陳郁昕／定價：280元

這個人，真的可以一起生活嗎？熱情的戀愛過後，到了需冷靜的瞬間……婚姻，不是浪漫愛情的happy ending，而是另一段成熟愛情的開始，在步入結婚禮堂之前，妳，想清楚了嗎？

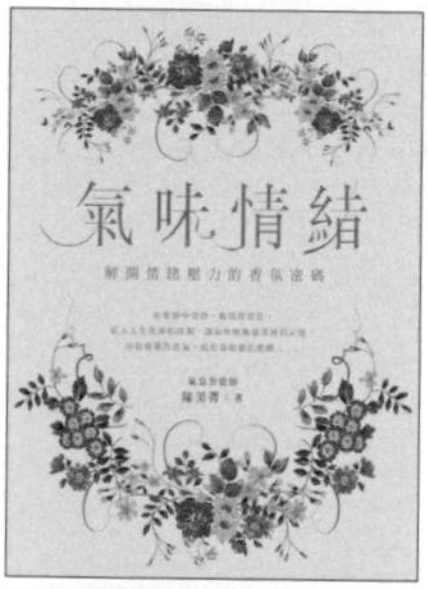

氣味情緒：解開情緒壓力的香氛密碼

作者：陳美菁／定價：320元

在愛情中受挫、親情裡窒息，陷入人生低潮的時刻，讓氣味喚醒最深層的記憶，用最療癒的香氣，給予你最關鍵的救贖……

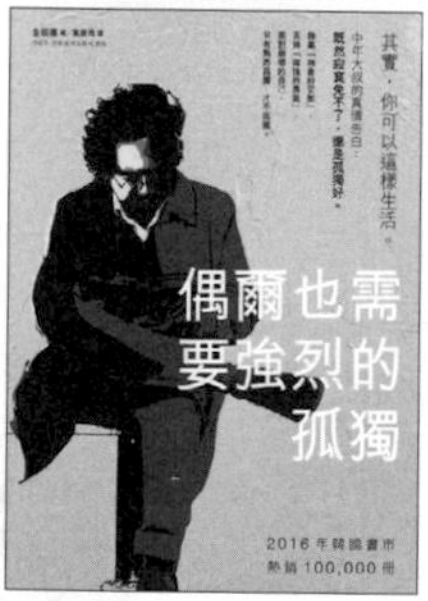

偶爾也需要強烈的孤獨：其實，你可以這樣生活

作者：金珽運／譯者：黃筱筠／定價：465元

大叔的真情告白：既然寂寞免不了，還是孤獨好。拋棄「抽象的安慰」，丟掉「逞強的勇氣」，面對崩壞的自己，只有熟悉孤獨，才不孤獨。

廣　告　回　函
台北郵局登記證
台北廣字第2780號

地址：　　縣/市　　鄉/鎮/市/區　　路/街

段　　巷　　弄　　號　　樓

SANYAU

三友圖書有限公司 收

SANYAU PUBLISHING CO., LTD.

106　台北市安和路2段213號4樓

SANYAU
三友圖書
讀書俱樂部

「填妥本回函，寄回本社」，即可免費獲得好好刊。

粉絲招募歡迎加入
臉書／痞客邦搜尋
「三友圖書-微胖男女編輯社」
加入將優先得到出版社
提供的相關優惠、
新書活動等好康訊息。

四塊玉文創╳橘子文化╳食為天文創╳旗林文化
http://www.ju-zi.com.tw
https://www.facebook.com/comehomelife

【黏貼處】對折後寄回，謝謝。

親愛的讀者：

感謝您購買《心靈過敏：你的痛我懂，讓我們不再孤單地活著》一書，為感謝您對本書的支持與愛護，只要填妥本回函，並寄回本社，即可成為三友圖書會員，將定期提供新書資訊及各種優惠給您。

姓名＿＿＿＿＿＿＿＿＿＿ 出生年月日＿＿＿＿＿＿＿＿＿＿

電話＿＿＿＿＿＿＿＿＿＿ E-mail ＿＿＿＿＿＿＿＿＿＿

通訊地址＿＿＿＿＿＿＿＿＿＿＿＿＿＿＿＿＿＿＿＿

臉書帳號＿＿＿＿＿＿＿＿＿＿ 部落格名稱＿＿＿＿＿＿＿＿＿＿

1 年齡
□ 18 歲以下 □ 19 歲～ 25 歲 □ 26 歲～ 35 歲 □ 36 歲～ 45 歲 □ 46 歲～ 55 歲
□ 56 歲～ 65 歲□ 66 歲～ 75 歲 □ 76 歲～ 85 歲 □ 86 歲以上

2 職業
□軍公教 □工 □商 □自由業 □服務業 □農林漁牧業 □家管 □學生
□其他＿＿＿＿＿＿＿＿

3 您從何處購得本書？
□網路書店 □博客來 □金石堂 □讀冊 □誠品 □其他＿＿＿＿＿＿＿＿
□實體書店＿＿＿＿＿＿＿＿

4 您從何處得知本書？
□網路書店 □博客來 □金石堂 □讀冊 □誠品 □其他＿＿＿＿＿＿＿＿
□實體書店＿＿＿＿＿＿＿＿ □ FB(三友圖書 - 微胖男女編輯社）
□好好刊（雙月刊） □朋友推薦 □廣播媒體＿＿＿＿＿＿＿＿

5 您購買本書的因素有哪些？（可複選）
□作者 □內容 □圖片 □版面編排 □其他＿＿＿＿＿＿＿＿

6 您覺得本書的封面設計如何？
□非常滿意 □滿意 □普通 □很差 □其他＿＿＿＿＿＿＿＿

7 非常感謝您購買此書，您還對哪些主題有興趣？（可複選）
□中西食譜 □點心烘焙 □飲品類 □旅遊 □養生保健 □瘦身美妝 □手作 □寵物
□商業理財 □心靈療癒 □小說 □其他＿＿＿＿＿＿＿＿＿＿＿＿

8 您每個月的購書預算為多少金額？
□ 1,000 元以下 □ 1,001 ～ 2,000 元 □ 2,001 ～ 3,000 元 □ 3,001 ～ 4,000 元
□ 4,001 ～ 5,000 元 □ 5,001 元以上

9 若出版的書籍搭配贈品活動，您比較喜歡哪一類型的贈品？（可選 2 種）
□食品調味類 □鍋具類 □家電用品類 □書籍類 □生活用品類 □ DIY 手作類
□交通票券類 □展演活動票券類 □其他＿＿＿＿＿＿＿＿

10 您認為本書尚需改進之處？以及對我們的意見？
＿＿＿＿＿＿＿＿＿＿＿＿＿＿＿＿＿＿＿＿＿＿＿＿

感謝您的填寫，

您寶貴的建議是我們進步的動力！

【黏貼處】對折後寄回，謝謝。